HEFTE ZUR UNFALLHEILKUNDE

BEIHEFTE ZUR MONATSSCHRIFT FÜR UNFALLHEILKUNDE
VERSICHERUNGS-, VERSORGUNGS- UND VERKEHRSMEDIZIN

HERAUSGEGEBEN VON PROFESSOR DR. H. BÜRKLE DE LA CAMP

HEFT 82

ZUR ENTSTEHUNG DES „NEUROGEN" AUSGELÖSTEN AKUTEN LUNGENÖDEMS UND DER AKUTEN MAGEN-DARM-BLUTUNGEN

VON

PRIV.-DOZ. DR. W. BISCHOF

NEUROCHIRURGISCHE KLINIK DER UNIVERSITÄT KÖLN
(DIREKTOR: PROF. DR. W. TÖNNIS)

MIT 19 ABBILDUNGEN

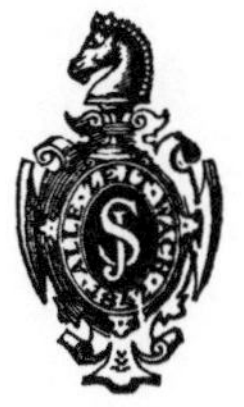

1965

SPRINGER-VERLAG/BERLIN · HEIDELBERG · NEW YORK

HEFTE ZUR UNFALLHEILKUNDE

Herausgegeben von Professor Dr. H. BÜRKLE DE LA CAMP
7801 Dottingen über Freiburg/Br.

ISBN-13: 978-3-540-03319-6   e-ISBN-13: 978-3-642-94926-5
DOI: 10. 1007/978-3-642-94926-5

Titel-Nr.: 5965

Geleitwort

BISCHOF hat auf meine Anregung hin klinische und experimentelle Untersuchungen durchgeführt, die die Genese der akuten Ulcerationen im Magen-Darm-Trakt und das Lungenödem bei Hirnschädigungen erklären sollten.

Seit CUSHING ist dieses Problem wieder rege diskutiert worden, hat bisher jedoch keine befriedigende Erklärung gefunden. Die „zentrale Entstehung" der Magen-Darm-Blutungen wurden wie das Lungenödem im Sinne eines besonderen „neurogenen Mechanismus" erklärt.

Die wertvollen Untersuchungsergebnisse von WANKE in bezug auf die Lungenblutungen wurden vernachlässigt.

Es ist das Verdienst BISCHOFs mit der vorliegenden Arbeit die klinischen Beobachtungen des Schrifttums und des eigenen großen Krankengutes zusammenfassend dargestellt zu haben und vor allem durch seine experimentellen, eindeutigen Befunde nachgewiesen zu haben, daß es sich sowohl beim hämorrhagischen Lungenödem als auch bei den akuten Magen-Darm-Blutungen um „Schockfolgen" handelt. Die experimentellen Ergebnisse finden im sogenannten „neurogenen normovolämischen Schock" ihre Erklärung und machen die bisher ungeklärten klinischen Bilder verständlich.

Aus diesen Erkenntnissen ergeben sich wichtige therapeutische und prognostische Schlüsse nicht nur bei Hirnverletzungen, sondern auch bei allen anderen größeren Verletzungen und bei Operationen, die zum „Schock" führen.

Dadurch sind die erhobenen Befunde und deren Konsequenzen nicht nur für den Neurochirurgen, sondern auch für alle anderen Fachdisziplinen von Bedeutung.

W. TÖNNIS

Inhaltsverzeichnis

Inhaltsverzeichnis V

Inhaltsverzeichnis

A. Einleitung

Den akuten Blutungen aus Ulcerationen, Erosionen und diffusen Hämorrhagien der Magen-Darm-Schleimhaut bei Schädigungen des ZNS (Zentralnervensystems) wurde von klinischer Seite schon seit Mitte des vorigen Jahrhunderts wegen ihrer alarmierenden Symptomatik reges Interesse entgegengebracht.

Bei diesen Magen-Darm-Blutungen handelt es sich — das sei vorweggenommen — um akute Erkrankungen, die einem akuten Ereignis folgen, wie W. Tönnis (1953) ausdrücklich betont hat. Vom chronischen Ulcus, über das hier nichts ausgesagt werden soll, sind die akuten gastrointestinalen Blutungen streng zu unterscheiden.

Ein zeitlicher oder gar ursächlicher Zusammenhang zwischen den akuten Magen-Darm-Blutungen und dem Lungenödem wurde zwar nicht angenommen, doch vermutet, daß beide Erkrankungen auf dieselbe Ursache, die Hirnschädigung, zurückzuführen seien (Ebstein 1874, Bodechtel 1949, Yard und Nickerson 1956, Maire und Patton 1956).

Die Ansicht der „neurogenen" Entstehungsweise, sowohl der akuten Magen-Darm-Blutungen als auch des Lungenödems, steht der Auffassung der Durchblutungsstörungen innerer Organe im „Schock" gegenüber.

1. Die akuten Magen-Darm-Blutungen

a) *„Neurogene" Entstehung.* Die vorwiegend von klinischer Seite mitgeteilten Beobachtungen akuter Magen-Darm-Blutungen nach Hirnschädigungen verschiedenster Art haben zur Ansicht ihrer „neurogenen" Entstehung geführt.

Durch das relativ häufige *Zusammentreffen der akuten Magen-Darm-Blutungen mit den Läsionen im ZNS* hat sich in der Klinik die Vorstellung des direkten, ursächlichen Zusammenhanges in Form von „neurogenen Reizen", die vom ZNS aus auf den Gastrointestinaltrakt wirken, eingefahren.

Wegen der Lokalisation anderer vegetativer „Zentren" im Hypothalamus wurde auch dort ein ähnliches für den Magen-Darm-Trakt vermutet, wobei dieses allerdings wegen der motorischen und sekretorischen Innervation des Gastrointestinaltrakts vorwiegend „vagaler" Natur gehalten wurde (Nicolaysen 1920, Gask und Ross 1936, Cushing 1932, Hart 1914, Fisher, Watkins und Klotz 1951 u. v. a.).

b) *„Schockbedingte" Entstehung.* Sowohl in älterer (Pomorski 1887, Curling 1842) als auch in jüngerer Zeit wurden die akuten Magen-Darm-Blutungen auf den „Schock" zurückgeführt, wobei allerdings von den jeweiligen Autoren verschiedene Arten von Kreislaufstörungen gemeint waren.

Die klinischen Beobachtungen akuter Magen-Darm-Blutungen nach Schädigungen auch außerhalb des ZNS waren ein Grund, den „Schock" als Ursache heranzuziehen (WANGENSTEEN 1945, PENNER und BERNHEIM 1939). Außerdem hatten die eindeutigen pathologisch-anatomischen Befunde im Magen-Darm-Trakt als auch die Feststellung gleicher Befunde in anderen Organen auf die hämodynamische Entstehung der Schleimhautblutungen hingewiesen.

2. Das akute Lungenödem

a) *„Neurogene" Entstehung.* In derselben Weise wie bei den akuten Magen-Darm-Blutungen wurde auch beim Lungenödem die „neurogene" Entstehung diskutiert, weil es auch nach verschiedenen Hirnschädigungen beobachtet worden ist.

Der direkte „neurogene" Einfluß auf die Lungengefäße, deren Vasomotorik und Permeabilität, bei Schädigungen des peripheren oder zentralen NS sollte nach Ansicht der Autoren zum Lungenödem führen (BROWN-SÉQUARD 1871, MOUTIER 1918, STICKER 1900).

STEINER (1869) sprach von einer „Hirnpneumonie". Die „neurogen" bedingte Entstehung des Lungenödems wurde auch im Niveau des Rückenmarksegmentes für möglich gehalten (REINHARDT 1936, 1941, KALBFLEISCH 1942, CARNOT 1902, STURM 1948, 1942, 1947, NITTNER 1958 u. a.).

b) *„Schockbedingte" Entstehung.* Außer den eindeutigen pathologisch-anatomischen Befunden in der Lunge beim Ödem, die auf eine Kreislaufbeteiligung hinweisen, waren es vor allem andere gleichzeitige Kreislaufsymptome, die eine hämodynamische Entstehung des Lungenödems wahrscheinlich machten.

Die experimentellen Untersuchungen haben, wie bei den akuten Magen-Darm-Blutungen, gezeigt, daß vorwiegend Schädigungen im Hypothalamusbereich, aber auch Injektionen in die Zisterna magna, zum Lungenödem führten. Auch in diesen Fällen wurde der vermutete hämodynamische Vorgang verschiedenartig gedeutet, doch zum Teil auf den „Schock" zurückgeführt (WANKE 1948, MAIRE und PATTON 1956, JARISCH, RICHTER und THOMA 1939).

Meine Aufgabe war es

1. das Material der Klinik zu sichten und festzustellen, unter welchen Bedingungen die akuten Magen-Darm-Blutungen auftreten und

2. im Tierexperiment zu prüfen, ob bei zentralen Läsionen tatsächlich eine Prädilektionsstelle vorliegt oder nicht, und soweit wie möglich den Mechanismus der Entstehung akuter Magen-Darm-Blutungen zu klären.

Die klinischen Untersuchungen (TÖNNIS und BISCHOF 1961) am Krankengut der Neurochirurgischen Klinik Köln hatten ergeben, daß die akuten Magen-Darm-Blutungen nach Hirnoperationen in 1% (3622 cerebrale Prozesse) der Fälle auftreten. In den 39 Fällen postoperativer, akuter Magen-Darm-Blutungen waren in 17 Fällen die Obduktionsbefunde vollständig. In jedem dieser Fälle waren grobe pathologisch-anatomische Befunde der Lunge erhoben worden, so daß ein ursächlicher Zusammenhang zwischen diesen und den Magen-Darm-Blutungen zu bestehen schien. Es wurde vermutet, daß die ausgedehnten Lungenbefunde zu einer Hypoxie bzw. Asphyxie geführt hatten und die Magen-Darm-Blutungen als deren Folge entstanden seien.

B. Die Pathophysiologie der Entstehung der akuten Magen-Darm-Blutungen bei zentral-nervösen Läsionen

1. „Neurogen" ausgelöste Magen-Darm-Blutungen

SCHIFF (1845, 1846, 1854, 1867) hat bereits vor hundert Jahren am Tier morphologische Befunde im Magen-Darm-Trakt nach Durchschneidungen im Bereich des Thalamus und Hirnstamms bis in Höhe des Calamus scriptorius gesehen. Es waren Hämorrhagien, Erosionen und Erweichungen der Magenschleimhaut aufgetreten. Da die Reproduktion der Ulcera im Magen bei Läsionen anderer Hirnteile nicht gelang, sah er in bestimmten umschriebenen Bezirken des Gehirns eine zentrale Repräsentation des Magen-Darm-Traktes.

Die Vorstellung der „neurogenen" Entstehung der akuten Magen-Darm-Blutungen dominiert vor allem in der älteren Literatur (MAYER 1919, VON PREU-SCHEN 1894 u. a.), ist jedoch auch noch in der neueren Zeit angenommen worden (WATSON und NETSKY 1954, WYATT und KHOO 1949 u. a.). Zentrale und periphere Vagusirritationen waren vorwiegend als Ursache der Magen-Darm-Blutungen angeschuldigt worden. NICOLAYSEN (1920) sah im akuten Ulcus den Effekt einer Vagusirritation, wie er seiner Meinung nach auch nach Pilocarpininjektionen auftrete. In ähnlicher Weise hatten GASK und ROSS (1936) die Entstehung der akuten Ulcerationen im Magen-Darm-Trakt durch Vaguseinfluß angenommen.

CUSHING (1932) hatte nach Vagusverletzungen akute Ulcera beobachtet und, da er dieselben Befunde nach intraventrikulären Pilocarpininjektionen gesehen hatte, angenommen, daß sie „vagalen" Ursprungs seien.

Von den parasympathischen, diencephalen Zentren aus werden nach der Auffassung von FISHER, WATKINS und KLOTZ (1951) die akuten Ulcerationen des Magen-Darm-Traktes ausgelöst.

Ähnliche Ansichten vertraten FRENCH, PORTER, VON AMERONGEN und RANEY (1952), TARTARINI (1949), MOOLTEN (1941/42). Sie nahmen aber den Einfluß der „Zentren" auf den Magen-Darm-Trakt über den Sympathicus an.

KELLER, HARE und D'AMOUR (1933) erzeugten vom vorderen Hirnstamm aus Hyperämien und Erosionen im Magen-Darm-Trakt. Da sie dieselben Befunde auch nach Hemisphärektomie, angeblich ohne Hirnstammbeteiligung, gesehen haben, wagten sie keine lokalisatorischen Schlüsse auf ein „Zentrum", das die Magen-Darm-Blutungen hervorgerufen hat, nahmen aber eine „neurogene" Entstehung als Arbeitshypothese an.

Von der regio subthalamica aus wurden von BURDENKO und MOGILNITZKY (1926), BURDENKO (1933), MOGILNITZKY (1925) an 58 Hunden Blutstauungen, hämorrhagische Erosionen und Ulcera im Magen-Darm-Trakt hervorgerufen, die wenige Tage nach dem Eingriff aufgetreten sind. Sie nahmen an, daß es sich um einen Mangel an Widerstandskraft des peripheren und zentralen NS handle. HOFF und SHEEHAN (1935) sahen bei Affen nach Läsionen der Tuberkerne Schleimhauthämorrhagien und hielten diese Gebiete für den Magen-Darm-Trakt für verantwortlich. Ähnliche Ergebnisse berichteten FELDMANN, BIRNBAUM und BEHAR (1961). Sie stellten fest, daß bei Katzen Reizungen des vorderen Hypothalamusanteils in mehr als der Hälfte der Fälle zu Erosionen und Hämorrhagien, Reizungen des hinteren Hypothalamusanteils aber zu einem Anstieg der Säureproduktion im Magen führen, wobei Schleimhautdefekte trotzdem selten sind. Das lokale Gefäßgeschehen im Magen-Darm-Trakt wurde als „neurogen" entstanden erklärt.

SPERANSKY (1950), der von verschiedenen Teilen des peripheren und zentralen NS aus trophische Störungen auch verschiedener innerer Organe erzeugt hat, nahm eine „neurale Dystrophie" an und hielt diese Ulcerationen „neurogen" entstanden. Er nahm auch eine reflektorische Beeinflußbarkeit der einzelnen Organe untereinander an.

2. „Schockbedingte" Entstehung der akuten Magen-Darm-Blutungen

EBSTEIN (1874) konnte zeigen, daß die Vorstellung eines bestimmten cerebralen Lokalisationsprinzips für den Magen-Darm-Trakt nicht haltbar ist. In der Mehrzahl der 23 Versuche am Kaninchengehirn hatte er nach Chromsäureinjektionen in verschiedenen Höhen vom Vierhügelgebiet bis zum Rückenmark Schleimhautblutungen und als Vorstadium Ödeme der Submucosa des Magens beobachtet. Gleichzeitig waren aber auch neben diesen Befunden Pleurablutungen gesehen worden, die er über eine Blutdruckerhöhung entstanden hielt. Aus den Versuchen von KOGA (1937) an 21 Kaninchen, unter denen 8 nach Laminariaeinführungen in das Zwischenhirn Magenblutungen, Erosionen und selten auch Ulcera gezeigt hatten, ergaben sich Anhaltspunkte für die „vasomotorische" Genese der Magenbefunde als Folge der Zerstörung der Vasomotorenzentren.

Die öfteren experimentellen Untersuchungen des Hypothalamusgebietes hatten zur Differenzierung der Aufgaben des vorderen und hinteren Anteils geführt (FELDMANN, BIRNBAUM und BEHAR 1961).

FRENCH, PORTER, CAVANAUGH und LONGMIRE (1954) hatten aber nach öfteren Reizungen des vorderen und hinteren Hypothalamusanteils prä- und postpylorische Nekrosen und Perforationen gesehen, die sie als „Streßreaktion" aufgefaßt haben. Neben den vasomotorischen waren auch sekretorische und motorische Störungen des Magen-Darm-Traktes beobachtet worden.

BOLES und RIGGS (1940) bezeichneten das sogenannte „neurogene" Ulcus als den fokalen Ausdruck einer generalisierten Kreislaufinsuffizienz. Dem Hirndruck wurde eine der Ursachen der vegetativen, zentralen Stimulation zuerkannt. STAEMMLER (1949) hatte aus seinen Untersuchungen von 36 akuten und 50 chronischen Gehirnerkrankungen entnommen, daß ein kausaler Zusammenhang zwischen akuter Hirnschädigung und den Erosionen des Magen-Darm-Traktes gegeben sei, aber die Befunde im Sinne einer zentral bedingten Kreislaufstörung aufzufassen seien. Vorwiegend aus klinischen Beobachtungen, die dieselben Befunde des Magen-Darm-Traktes auch bei Schädigungen außerhalb des ZNS ergeben haben, wurde auf eine allgemeine Gefäßreaktion geschlossen, die in vielen Fällen als „Schock" bezeichnet wurde. Diese Ansicht der „schockbedingten" Entstehung der Magen-Darm-Befunde wurde bereits von CURLING (1842) bei seinen Fällen von Verbrennungen angenommen.

WANGENSTEEN (1954) hat nach Extremitätenfrakturen, PENNER und BERNHEIM nach Bauchoperationen die akuten Ulcerationen des Magen-Darm-Traktes gesehen und sie über einen „Schock" erklärt.

In gleicher Weise haben KLEMPERER, PENNER und BERNHEIM (1940) die Ursache der Magen-Darm-Ulcerationen in ihren Fällen in einem Spasmus der Abdominalgefäße gesehen, der über einen „Schock" zustande gekommen sei.

Der Grund der Störungen im Schock wurde in einem Mißverhältnis der zirkulierenden Blutmenge und der Kapazität des Gefäßsystems gesehen. Durch die Vasoconstriction der Bauchorgane und Entleerung der Leber und Milz sei der Blutstrom zum Gehirn, Herz und Lunge erhalten geblieben. Die Vasoconstriction wurde auf die Sympathicusreize bzw. auf die Aktion des Nebennierenmarkes zurückgeführt. Bei längerem „Schockreiz" komme es zur funktionellen Ischämie, die auch zur Acidose und zu Gewebsbefunden führe. Die Anoxie habe eine Permeabilitätsveränderung des Capillarendothels und Ödem zur Folge.

Die Bestätigung der „schockbedingten" Entstehung der intestinalen Blutungen sahen COLE, BARANOFSKY und WANGENSTEEN (1947) in ihren Experimenten bei Hunden mit Curare. Große Dosen von Curare führten beim Hund in künstlicher Atmung (2 bis 5 Std.) zu Magen-Darm-Blutungen, während die direkte Applikation von Curare auf die Schleimhaut keine Kongestionen zur Folge hatte.

PENNER und BERNHEIM (1939) haben nach intravenösen Gaben von Adrenalin bei Hunden, Katzen und Kaninchen Gefäßreaktionen im Sinne des „Schocks" gesehen. Dabei ist es regelmäßig zu Magen-Darm-Blutungen gekommen. LILLIHEI und Mitarbeiter (1948, 1962) stellten fest, daß die Magen-Darm-Blutungen erst im irreversiblen Stadium des Schocks auftreten und deshalb im Magen-Darm-Trakt so schwere Schäden hinterlassen, weil dort die Durchblutung regelmäßig auf niedrigere Werte als in anderen Organen absinke.

Die Blutfülle, die besonders ausgeprägt im Capillargebiet des Darms auftritt, hat zum Schlagwort des „Versackens" des Blutes ins Splanchnicusgebiet geführt. M. SCHNEIDER (1961) stellte fest, daß es sich um die Folge einer Stase mit Plasmaaustritt und nicht um ein „Versacken" des Blutes handelt.

C. Die Pathophysiologie der Entstehung des akuten Lungenödems bei zentral-nervösen Läsionen

1. „Neurogen" ausgelöste Lungenödeme

Nach Verletzungen basaler Hirnbezirke und der Pons hat BROWN-SÉQUARD (1871) Lungenödeme gesehen, die er auf „neurogenem" Wege entstanden hielt.

Die Lungenblutungen, die JEHN (1874) nach angeblichen Rindenapoplexien beobachten konnte, wurden von ihm in gleicher Weise erklärt.

STURM (1942, 1947, 1948) hat auf die Ödembildungen der Lunge bei Schädigungen innerhalb und außerhalb des ZNS hingewiesen, diese aber auch auf „zentral-nervöse Störungen der Lungenvasomotorik" zurückgeführt. Die Fälle WEISMANS (1939) — er untersuchte das Lungengewicht an 686 Hirnblutungen — zeigten durchweg eine deutliche Erhöhung des Lungengewichtes. Er ist von der alten Vorstellung ausgegangen, daß das Lungenödem von einer umschriebenen Hirnregion ausgelöst werde, fand aber in seinen Fällen, daß die Blutungen keineswegs immer zu direkten Schädigungen im Hypothalamusbereich geführt haben. Trotzdem hat er die „neurogene" Entstehung der Lungenbefunde, wenn auch von verschiedenen Hirnbezirken ausgelöst, für wahrscheinlich gehalten.

Nach Injektionen in die Zisterna magna von Fibringemischen, Blut oder Farbstoffen, sahen CAMERON und DE (1949) Atembeschleunigung, Blutdrucksteigerung und ein Lungenödem entstehen. Das Lungenödem wurde als Folge der Hirnstammreizung angesehen. Die Impulse, die vom Hirnstamm zur Lunge gelangen, sollten über die N. vagi ziehen. Die Autoren nahmen an, daß sich die Permeabilität der Lungenkapillaren bei Hirnstammreizungen durch die direkten „neurogenen" Reize ändere und daß es dadurch zu den Plasmaaustritten aus den Capillaren komme.

Auch die Ödembildungen der Lunge nach peripheren Vagusdurchschneidungen, wie sie Lorber (1939), Niedswiedzki (1895), Genzmer (1873, 1874), Tschermak-Seysenegg (1933), Weiser (1933), Sticker (1900), Klasen, Morton und Curtis (1951) und Farber (1937) gesehen haben, sollen auf „neurogenem" Wege entstanden sein.

2. „Schockbedingte" Lungenödeme

Sarnoff und Berglund (1952) haben nach Fibrininjektionen in die Zisterna magna dieselben Lungenödeme wie Cameron und De (1949) gefunden, doch ihre Entstehung durch eine Zunahme des peripheren Gefäßwiderstandes im großen Kreislauf und folgender Blutverschiebung in die Lunge angenommen. Bei wachsendem peripheren Widerstand sahen sie eine Einschränkung der Herzleistung mit Sinken des Blutvolumens im großen Kreislauf und gleichzeitigem Wachsen des Lungenblutvolumens und des Kapillardruckes. Denselben hämodynamischen Mechanismus nahmen auch Sarnoff und Farr (1944) sowie Sarnoff und Sarnoff (1952) in ihren Fällen an und hielten ihn für die Entstehung der Lungenödeme verantwortlich.

Jarisch, Richter und Thoma (1939) nahmen an, daß die Lungenödeme, die sie im Experiment durch Injektionen von Veratrin in die Zisterna magna erzeugten, durch Sympathicuserregung mit stark pressorischem Kreislaufeffekt entstünden. Das Blut würde dadurch vom großen in den kleinen Kreislauf verdrängt.

Von einer umschriebenen, rostral im Hypothalamus gelegenen Stelle aus haben Maire und Patton (1956) sowie Gamble und Patton (1953) Lungenödeme erzeugt, die als Folge der Hirnschädigung durch eine Überladung des Lungenkreislaufs bei visceraler Vasoconstriction entstanden sein sollen.

Wanke (1948) sah in den sogenannten „zentrogenen" Lungenblutungen, die er im Experiment durch verschiedene Stammhirnschädigungen hervorgerufen hat, eine „Schockfolge". Der Schock wurde als „zentralnervös" ausgelöst gehalten. Die zentral ausgelösten Störungen des Gesamtkreislaufs sollen zu einer Veränderung der Durchblutung besonders der Lungen führen. Er nahm das Zentrum des Kreislaufs im Hypothalamus beiderseits des 3. Ventrikels an. Dadurch erklärte er sich die Blutungen auch in anderen Organen wie im Herzmuskel (subendokardiale Blutungen). Die Blutfülle der Leber und der Milz war unterschiedlich, zeitweilig auch geringer als normal, während sich die Niere durchweg schwerer und blutgefüllt erwies. Auch das Pankreas zeigte immer eine starke Hyperämie. Das Lungenödem und die Lungenblutungen sind von Wanke nur als graduelle Unterschiede derselben Störung aufgefaßt worden. Im Rahmen dieser ausgedehnten klinischen und experimentellen Untersuchung wurden die akuten Magen-Darm-Blutungen nicht erwähnt.

Im Adrenalinschock hat Davis (1949) Lungenödeme erzeugt und eindeutige pathologisch-anatomische Bilder beschrieben. Beim Schock nach Gaben von Noradrenalin beim Hund sahen Yard und Nickerson (1956) sowohl Blutextravasate im Intestinum als auch ausgedehnte pulmonale Blutungsherde. Für das Zustandekommen dieser Blutungen machten sie die dem Schock folgende Vasoconstriction verantwortlich. Die vasoconstrictorischen Tendenzen zeigten sich bei den verschiedenen Tieren unterschiedlich, bei der Katze und der Ratte stärker, beim Hund und Kaninchen schwächer.

D. Klinische Beobachtungen akuter Magen-Darm-Blutungen bei verschiedenen Läsionen inner- und außerhalb des ZNS

I. Bei cerebralen Prozessen

Da die „zentral ausgelösten" Magen-Darm-Blutungen vorwiegend bei cerebralen Prozessen in Erscheinung treten, werden diese vorerst behandelt.

1. Häufigkeit der akuten Magen-Darm-Blutungen bei cerebralen Prozessen

Da die Feststellung von Häufigkeitsziffern der akuten Magen-Darm-Blutungen bei cerebralen Prozessen besonders in einer größeren Übersicht Hinweise auf einen ursächlichen Zusammenhang versprach, wurden die im Schrifttum mitgeteilten und die eigenen Prozentzahlen zusammengestellt (Tab. 1). Die wenigen Autoren, die diesbezüglich Verhältniszahlen angegeben haben, untersuchten zum Teil Fälle mit chronischen Hirnerkrankungen, zum Teil das gesamte Obduktionsmaterial. Es wurden von ihnen aber nicht nur die Fälle mit akuten Magen-Darm-Blutungen, sondern zum Teil auch die mit chronischen Ulcera registriert. In diesem Zusammenhang interessieren aber nur akute Magen-Darm-Blutungen, die einem akuten Ereignis gefolgt sind, so daß die Angaben mancher Autoren nicht verwertbar sind.

Nach den in der Übersicht aufgeführten Prozentzahlen schwankt die Häufigkeit der Magen-Darm-Blutungen bei cerebralen Prozessen erheblich. Es ist aber doch feststellbar, daß die Komplikationen von seiten des Magen-Darm-Traktes bei Hirnschädigungen, gleich, ob diese traumatisch oder durch Geschwülste verursacht sind, in „chronischen" Fällen verhältnismäßig selten, im „akuten" Stadium aber häufiger vorkommen. Leider sind die meisten kasuistischen Mitteilungen ohne Angabe des verwerteten Gesamtmaterials, so daß die prozentuale Häufigkeit nicht ersichtlich ist.

Die wenigen in der Tabelle angeführten Autoren haben Verhältniszahlen angegeben.

Die relative Seltenheit der Magen-Darm-Blutungen bei Hirnschädigungen hat SACK (1946, 1947), BODECHTEL (1935), WEDLER (1953), ZSCHOCH (1959), GAGEL (1947, 1949, 1950, 1953), HART (1918/19), GRUBER (1911), MONACI (1954), BODECHTEL u. SACK (1947) und TÖNNIS u. BISCHOF (1961) veranlaßt, einen unmittelbaren, ursächlichen Zusammenhang zwischen Hirnschädigung und Magen-Darm-Blutung nicht als wahrscheinlich anzunehmen.

Es ist klar, daß die Magen-Darm-Blutungen nach Hirnoperationen viel öfter auftreten würden, wenn dafür lediglich eine cerebrale Läsion notwendig wäre. Dazu kommt allerdings, daß viele der genannten Autoren ihre Fälle erst nach Monaten und Jahren und nicht im akuten Stadium der Hirnschädigung untersucht haben.

Tabelle 1. *Häufigkeit der Magen-Darm-Blutungen bei cerebralen Prozessen*

Autoren	Gesamtzahl		Magen-Darm-Blutungen	
McALEESE, J. J., u. W. K. SIEBER (1953)	65 000	Aufnahmen	16	2⁰/₀₀
SCHLUMBERGER, H. G. (1951)	251	Autopsien (Kinder)	10	4%
MAYER, ST. K. (1919)	942	Autopsien (Kinder)	174	19%
DAVIS, R. A., N. WETZEL u. L. DAVIS (1955)	7 000	Operationen (Neurochir.)	48	0,7%
GLOBUS, J. H., u. B. L. RALSTON (1951)	544	Autopsien	44	8%
HART, C. (1914)	450	Autopsien	22	5%
SPECKMANN, K., u. H. W. KNAUF (1943)	122	Nachuntersuchungen	1	0,8%
STAEMMLER, M. (1949)	36	akute Gehirnerkrankungen	10	28%
	50	chron. Gehirnerkrankungen	1	2%
SAAR, H. (1941)	81	akute Hirnverletzte	7	9%
KALK, H., u. W. BRÜHL (1948)	342	akute Hirnverletzte	1	0,2%
WYATT, J. P., u. P. N. KHOO (1949)	210	akute Hirnverletzte	4	2%
TÖNNIS, W., u. W. BISCHOF (1961)	3 622	Hirnoperationen	39	1%
MORELLO, A., TH. I. HOEN u. F. J. O'NEILL (1959)	9	Hemisphärektomien	2	9%
SACK, H. (1947)	100	Hirnverletzte (6—24 Mon.)	1	1%
WEDLER, W. (1953)	2 000	Hirnverletzte	—	—
	800	chron.	—	—
ZSCHOCH, H. (1959)	10 525	Sektionen (allg.)	427	4%
	1 400	(Hirn)	54	4%
DALGAARD, J. B. (1955)	4 317	Obduktionen	208	5%
	67	große Hirnoperationen	22	3%
OLSEN, A. M. (1948)	3 000	Obduktionen	21	7%
FLETCHER, D. G., u. H. N. HARKINS (1954)	4 102	Autopsien	42	1%
MEARS, F. B. (1953)	1 000	Autopsien	32	3%
	156	Verbrennungen	6	4%
	168	Coronarocclusionen	13	8%
	116	Hypertensionen	5	4%
		Herzerkrankungen	14	12%
	375	Frakturen	5	2%
McDONNELL, W. N., u. J. F. McCLOSKEY (1953)	243	Obduktionen nach allg. Operationen	8	3%
	179	Hirnoperationen	5	3%
FROWEIN, R. A., u. F. LOEW (1954)	443	neurochir. Operationen in Hypothermie	4	1%

2. Altersverteilung der akuten Magen-Darm-Blutungen bei cerebralen Prozessen

Zu Magen-Darm-Blutungen bei cerebralen Prozessen kann es anscheinend in jedem Alter kommen. Bekannt und hervorgehoben wurden die Ulcusperforationen im Säuglingsalter und auch in den ersten Lebenstagen. Oft kommt es schon Stunden nach der Geburt zu den klinischen Erscheinungen von seiten des Magen-Darm-Traktes. Der Großteil der kleinen Pat. stirbt in der ersten Woche nach der Geburt.

Die in der Alterskurve der Kinder verwendeten Fälle stammen von: TARTARINI (1949), VANZANT u. BROWN (1938/39), FISHER, WATKINS, GARDNER u. KLOTZ (1951), BENNER (1943), COOK, HARTMANN, SARNOFF u. BERENBERG (1951), GREENE u. GOSE (1953), MUDROCH (1928), TEN BRINK u. KEYZER (1952), GOTTLIEB u. SHARLIN (1950), VON PREUSCHEN (1894), ZADEK (1912), GERDINE u. HELMHOLZ (1915), VASSMER (1909), SCHLUMBERGER (1951), SPIEGELBERG (1869), DONOVAN u. SANTULLI (1954), POMORSKI (1892), MOSSBERGER (1947).

Neben den Mitteilungen von Magen-Darm-Befunden bei Erwachsenen haben folgende Autoren noch gleiche Befunde bei Kindern gesehen: CUSHING (1932), GLOBUS u. RALSTON (1951), GRANT (1935), KING u. REGANIS (1953), KORST (1928), MACIVER, SMITH, TOMLINSON u. WHITBY (1956), MASTEN u. BUNTS (1934), OPPER u. ZIMMERMANN (1938), VERBIEST (1957), CABIESES u. LECCA (1955), MONACI (1954), HOXSEY (1953).

<table>
<tr><td colspan="2">Tabelle 2. Altersverteilung der Kinder mit akuten Magen-Darm-Blutungen bei cerebralen Prozessen</td></tr>
</table>

Zeit	Zahl der Fälle
1.—7. Tg.	16
1.—2. Wo.	1
2.—4. Wo.	2
4.—8. Wo.	2
8. Wo.—1 a	13
1 a—2 a	4
2 a—4 a	11
4 a—6 a	8
6 a—7 a	14

Tabelle 3. *Altersverteilung Erwachsener mit akuten Magen-Darm-Blutungen bei cerebralen Prozessen*

Zeit	Zahl der Fälle
10—20 a	15
20—30 a	19
30—40 a	35
40—50 a	30
50—60 a	30
60—70 a	28
70—80 a	16
80—85 a	6

Bei Kranken aller Altersklassen sind akute Magen-Darm-Blutungen bei cerebralen Prozessen beobachtet worden. In der Tabelle 3 sind die im Schrifttum mitgeteilten und auch die eigenen Beobachtungen zusammengefaßt. Die akuten Magen-Darm-Blutungen nehmen nach dieser Zusammenstellung im Alter nicht zu. Man könnte eher sagen, daß diese vielleicht im mittleren Alter häufiger sind.

Die in der Alterskurve Erwachsener verwendeten Fälle stammen von: MOGILNITZKY (1925), ARTEDA (1951), BAGLEY (1949), BODECHTEL (1935), CUSHING (1932), DAVIES (1936), R. DAVIS, WETZEL u. L. DAVIS (1955), DOIG u. SHAFAR (1956), FINCHER u. SWANSON (1949), FLETCHER u. HARKINS (1954), GLOBUS u. RALSTON (1951), GRANT (1935), KING u. REGANIS (1953), KORST (1928), MACIVER, SMITH, TOMLINSON u. WHITBY (1956), MASTEN u. BUNTS (1934), NICOLAYSEN (1920), OPPER u. ZIMMERMANN (1938), POLAK DANIELS (1934), SARASON u. LEVY (1954), SCARCELLA (1961), VERBIEST (1959), CABIESES u. LECCA (1955), WATSON u. NETSKY

(1954), WYATT u. KHOO (1949), NITSCHE u. SUCKLE (1947), MONACI (1954), WINK-LER (1908), C. HOFFMANN (1868), BAKER, BROWN u. CORNWELL (1952), ERSKINE, MASON u. MCDADE (1950), HOXSEY (1953), CZYHLARZ (1912).

Ein Vorzugsalter, in dem es besonders häufig zu Magen-Darm-Blutungen kommt, gibt es nach der Übersicht nicht. Man kann auch keineswegs sagen, daß im Greisenalter diese Komplikationen häufiger würden.

3. Lokalisation der cerebralen Prozesse mit akuten Magen-Darm-Blutungen

Verschieden lokalisierte Prozesse im Gehirn können zu Magen-Darm-Blutungen führen (s. Abb. 1).

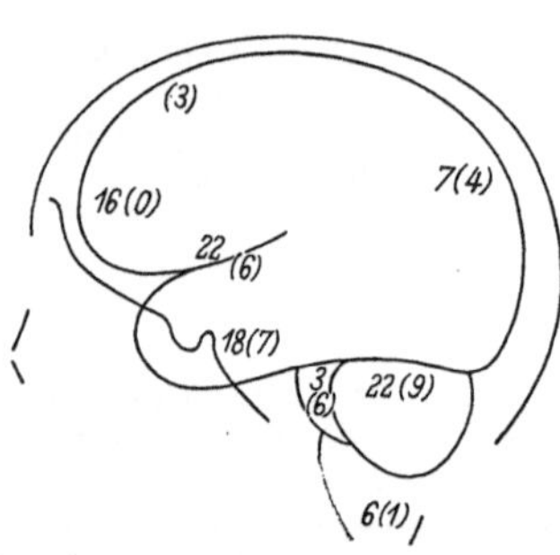

Abb. 1. Lokalisation cerebraler Prozesse, die zu akuten Magen-Darm-Blutungen geführt haben. Fälle aus den Arbeiten der genannten Autoren. In Klammern gesetzte Zahlen entsprechen eigenen klinischen Beobachtungen (TÖNNIS und BISCHOF 1961)

Außer den schon genannten Autoren haben wir noch folgende Mitteilungen verwendet: PALMER (1947), DALGAARD (1959), GUPTA u. CHANDRA (1958), LETONDAL (1940), MORELLO, HOEN u. O'NEILL (1959), REWERTS (1953).

Aus der Abb. 1 ist ersichtlich, daß der Großteil der Prozesse im Gehirn, die zu akuten Magen-Darm-Blutungen Anlaß gaben, basisnahe lokalisiert waren.

Eine umschriebene Stelle im Gehirn kann aber auf Grund dieser klinischen Untersuchungen für die Blutungen des Magen-Darm-Traktes nicht verantwortlich gemacht werden. Außer bei den in der Abb. 1 angegebenen Prozessen waren noch bei 15 Hemisphärenprozessen, 18 Meningitiden, 16 Subarachnoidalblutungen, 5 Gefäßverschlüssen und 2 Hemisphärektomien akute Magen-Darm-Blutungen bzw. Ulcerationen beobachtet worden. Diese ausgedehnten Prozesse sind für lokalisatorische Rückschlüsse ebenfalls nicht geeignet.

Die Häufigkeit der Magen-Darm-Komplikationen nach Operationen im Bereiche der hinteren Schädelgrube geht aus unserer statistischen Übersicht der Lokalisation cerebraler Prozesse mit Magen-Darm-Blutungen hervor. Es handelte sich vorwiegend um Tumoren in der Nähe des 4. Ventrikels. Schon die relative Häufigkeit dieser Prozesse räumt ihnen eine Sonderstellung ein. TÖNNIS hat (1953) daran erinnert, daß es bei Operationen im Bereiche des Brückenwinkels nicht selten zu spontanem Bluterbrechen kommen kann. Die gleichen Beobachtungen hat CUSHING (1932) gemacht.

Die experimentellen Untersuchungen mit Injektionen und Durchschneidungen im Bereiche der hinteren Schädelgrube haben vorwiegend Lungenödeme zur Folge gehabt. Die Veränderungen im Bereich des Magen-Darm-Traktes standen dabei mehr im Hintergrund.

4. Zeitpunkt des Auftretens der akuten Magen-Darm-Blutungen bei cerebralen Prozessen

Die Magen-Darm-Blutungen folgen meist einem akuten Ereignis in kurzer Zeit. Nach Operationen treten sie gewöhnlich noch am gleichen Tage auf. Nur selten sieht man die Magen-Darm-Blutungen später als eine Woche nach einem Eingriff beginnen.

In der Tabelle 4 wurden im Schrifttum mitgeteilte Fälle verwendet. Eigene klinische Beobachtungen hatten dieselben Verhältniszahlen ergeben.

Die Fälle, bei denen es anscheinend ohne akutes Ereignis zu Magen-Darm-Blutungen „zentraler" Genese gekommen ist, haben wir hier nicht aufgeführt. Dies trifft z. B. für die Fälle von Poliomyelitiden zu, bei denen meist Atemstörungen bei bulbärer Beteiligung aufgetreten sind.

Tabelle 4. *Zeitpunkt des Auftretens der akuten Magen-Darm-Blutungen nach Hirnoperationen*

Zeit	Zahl der Fälle
Op.-Tag	41
1. Tag	17
2. Tag	10
3. Tag	9
4. Tag	7
5. Tag	7
6. Tag	5
7. Tag	4
8. Tag	4
1.—2. Wo.	9
2.—4. Wo.	3
4.—8. Wo.	1

Es erscheint jetzt verständlich, daß viele Autoren, die ihre Kranken Monate und Jahre nach der Hirnschädigung untersucht haben, auch keinen mittelbaren, ursächlichen Zusammenhang zwischen der Hirnverletzung und den Magen-Darm-Blutungen finden konnten. Die akuten Veränderungen waren entweder längst abgeklungen oder hatten zum Tode geführt (WEDLER 1953, ZSCHOCH 1960 u. a.).

5. Lungenkomplikationen bei akuten Magen-Darm-Blutungen „zentraler" Genese

Bei der Durchsicht der Obduktionsbefunde der im Schrifttum mitgeteilten Fälle akuter Magen-Darm-Blutungen wurde besonders auf die der Lungen und des Kreislaufs geachtet. Leider fehlten oft die Befunde der übrigen inneren Organe. Es wurde meist nur die Hirnschädigung und das Erfolgsorgan, der Magen-Darm-Trakt, untersucht. Unter den mitgeteilten, vollständigen Obduktionsbefunden haben wir folgende Hinweise auf Lungen und Kreislauferkrankungen gefunden (Tab. 5).

Aus den angeführten Fällen des Schrifttums ist aber ersichtlich, daß auch in diesen, wie in unseren eigenen Fällen, die akuten Magen-Darm-Blutungen in einem hohen Prozentsatz mit pathologisch-anatomischen Lungenbefunden vergesellschaftet waren. Obwohl in den Untersuchungsreihen der meisten Autoren nur unvollständige Obduktionsbefunde vorlagen, fanden wir in 40% der Fälle eindeutige Lungenerkrankungen, die mit den Magen-Darm-Blutungen einhergingen. Auffallend ist, daß diese häufigen Lungenerkrankungen bei den akuten Magen-Darm-Blutungen so selten Berücksichtigung gefunden haben.

Tabelle 5. *Pathologisch-anatomische Lungenbefunde bei akuten Magen-Darm-Blutungen*

Autoren	Zahl	Pneumonie	Ödem Kong.	andere	Kreislauf-symptome
Mossberger (1947)	1	1			
Benner (1943)	8	3			
McAleese u. Sieber (1953)	16			2	
Zadek (1912)	3		2	1	
Gerdine u. Helmholz (1915)	11	3	1	2	
Vassmer (1909)	2		1		
Schlumberger (1951)	10	2		4	
Spiegelberg (1869)	2			1	
Pomorski (1887)	1		1		
Bodechtel (1935)	6			1	1
Cushing (1932)	11	2	2		2
Dalgaard (1959)	23	1		8	
Davis, Wetzel, Davis (1955)	3			1	
Doig u. Shafar (1956)	7		4		4
Fletcher u. Harkins (1954)	40	1	1	3	10
Globus u. Ralston (1951)	5	1	1		
King u. Reganis (1953)	5			2	
Korst (1928)	3				
Maciver, Smith, Tomlinson (1956)	17			17	
Masten u. Bunts (1934)	6	1		4	1
Nicolaysen (1920)	10	1		3	
Opper u. Zimmermann (1938)	24	4	2	5	3
Tönnis u. Bischof (1961)	39	6	9	3	
Polak Daniels (1934)	2				1
Sarason u. Levy (1954)	1	1			1
Scarcella (1961)	1			1	
Verbiest (1957)	11	3	2	3	1
Watson u. Netsky (1954)	6	1		2	
Wyatt u. Khoo (1949)	4	2	2		
Vonderahe (1939)	83	4	1		
Winkler (1908)	1		1		
Hoffmann (1868)	2		2		
McDonnell u. McCloskey (1953)	8		2	3	
Baker, Brown u. Cornwell (1952)	4		1	5	
Cook, Hartmann u. Sarnoff (1951)	5			7	
Erskine, Mason, McDade (1950)	2	1	1		2
Schaberg, Hildes, Alcock (1954)	28	5		2	13
Hoxsey (1953)	5	1	1	5	
Herbut (1945)	5		2	1	1
Frick u. Marberger (1961)	6	3	2	1	3
Goldschmidt u. Mülleder (1920)	3	2	1		1
Bierende (1920)	7	1		1	
Weigel, Artz, Reiss, Davis, Amspacher (1953)	5		3		2
Billroth (1867)	1		1		
	437	50	46	78	47
			175 (40%)		

Zusammenfassung

Aus den bisherigen klinischen und experimentellen Beobachtungen läßt sich aussagen, daß die verschiedensten cerebralen Prozesse zu akuten Magen-Darm-Blutungen führen können. Basisnahe Prozesse scheinen zwar, wie es aus der großen Übersicht hervorgeht, öfter als andere zu akuten Magen-Darm-Störungen zu führen, doch sind sie zur Annahme eines unmittelbaren, ursächlichen Zusammenhanges zu selten. Die unterschiedlichen Prozentzahlen, die in den mitgeteilten Fällen angegeben worden sind, erklären sich durch die verschiedenen Zeitpunkte der Untersuchungen. Die akuten Magen-Darm-Blutungen treten bereits Stunden nach Hirnoperationen auf, ein hoher Prozentsatz in den ersten Tagen; nach der ersten Woche sind sie seltener. Spätere Untersuchungen müssen deshalb negativ sein.

Bei der Zusammenstellung eines größeren Krankengutes ergab sich eine Häufigkeit der die akuten Magen-Darm-Blutungen begleitenden pathologischen Lungenbefunde in 40%. Es erschien auffällig, daß diese häufigen Befunde bisher keine Berücksichtigung gefunden haben. Da wir auch in den Fällen, die im Schrifttum mitgeteilt wurden, unsere eingangs erwähnte Beobachtung häufiger Lungenerkrankungen bei den akuten Magen-Darm-Blutungen bestätigt fanden, erschien zunächst ein unmittelbarer, ursächlicher Zusammenhang zwischen Hirnschädigung und akuten Magen-Darm-Blutungen unwahrscheinlich, sondern es ist wahrscheinlich, daß es sich um eine generalisierte „Schockfolge" handelt.

II. Bei anderen Schädigungen inner- und außerhalb des Nervensystems

Es müssen noch andere Schädigungen inner- und außerhalb des ZNS angeführt werden, die dasselbe akute Krankheitsbild im Magen-Darm-Trakt auslösen können. Diese Fälle sollen die Vielgestaltigkeit der die akuten Magen-Darm-Blutungen auslösenden Faktoren herausstellen und zeigen, daß eine Schädigung des ZNS nicht unbedingt notwendig ist.

1. Akute Magen-Darm-Blutungen bei medullärer Schädigung

EBSTEIN (1874) hat, wie schon erwähnt wurde, im Tierexperiment nach Chromsäureinjektionen in das Rückenmark Magen-Darm-Blutungen beobachtet und sie im Gegensatz zu SCHIFF (1845) auf eine allgemeine Blutdruckerhöhung zurückgeführt. Er hat auch gleichzeitig Blutungen in der Lunge beobachtet.

Auch von klinischer Seite sind bei medullären Prozessen Magen-Darm-Blutungen von verschiedenen Autoren mitgeteilt worden (BODECHTEL 1935, Fall 5; DALGAARD 1955, Fall 22; GLOBUS und RALSTON 1951, Fall 2; MACIVER, SMITH, TOMLINSON und WHITBY 1956, Fall 9; VERBIEST 1957, 3 Fälle von Halswirbelfrakturen und Menigeom D1; WATSON und NETSKY 1954, 2 Fälle von disseminierten Erkrankungen).

Ähnliche Beobachtungen von akuten Magen-Darm-Blutungen bei medullären Prozessen stammen von HERBUT 1945, Fall 3; PENNER und BERNHEIM 1939, Fall 3; VEIL und STURM 1948. MOOLTEN (1941/42), der ein akutes Duodenalulcus nach einer Halswirbelfraktur gesehen hat, vermutete, daß die Unterbrechung sympathischer Bahnen im Rückenmark das Ulcus verursacht habe. Bei der Obduktion hat er eine erhebliche Blutfülle der Lungen mit Weitstellung der Capillaren und Atelectasen gefunden, die er auch auf die medulläre Sympathectomie zurückgeführt hat. VERBIEST (1957) hat, wie schon bei den cerebralen Prozessen erwähnt wurde, die akuten Magen-Darm-Blutungen seiner Fälle auf einen „Streß", der in einem Sauerstoffmangel und CO_2-Retention bestand, erklärt. Er hat in 65% seiner Fälle Lungenerkrankungen bei den akuten Magen-Darm-Blutungen gefunden. Auch GLOBUS und RALSTON (1951) haben in ihrem Falle 2 neben Ulcera und Erosionen im Magen ein beidseitiges Lungenödem festgestellt.

In diesen Fällen, meist partieller Rückenmarksschädigungen, sind neben den Blutungen im Magen-Darm-Trakt auffallend oft auch Lungenblutungen und andere Erkrankungen der Lunge gefunden worden. Totale Querschnittslähmungen führen seltener zu Magen-Darm-Blutungen. Sie sind mit der Spinalanästhesie direkt vergleichbar.

2. Akute Magen-Darm-Blutungen bei peripheren vegetativen Nervenverletzungen

a) *der Sympathicus.* Nach Sympathectomieen, die wegen Hochdruck durchgeführt worden sind, haben auffallend viele Autoren akute Magen-Darm-Blutungen gesehen (TÖNNIS 1953, LOCKWOOD und HIGGINS 1951, STEINMANN 1950, VOGEL 1951 und MANDL 1938). Bei den akuten Blutungen des Magen-Darm-Traktes haben wir andererseits auch auffallend oft eine Hypertonie als Grundkrankheit gefunden, worauf allerdings die mitteilenden Autoren nicht besonders hingewiesen haben.

PENNER u. BERNHEIM (1939), ROSENBACH (1912), FLETCHER u. HARKINS (1954), SARASON u. LEVY (1954), CUSHING (1932), DOIG u. SHAFAR (1956), BODECHTEL (1935), OPPER u. ZIMMERMANN (1938), VERBIEST (1957), POLAK DANIELS (1934), CZYHLARZ (1912).

Bei Hochdruckkranken besteht eine gewisse Herzinsuffizienz, die den Eintritt eines „Schockzustandes" begünstigen kann.

Unabhängig von anderen Erkrankungen sahen KOGA (1957), BENEKE (1908), VEIL u. STURM (1948), MOLODAYA u. EGOROFF (1924/25), HOLMES (1953) und ADRIAN (1858) nach Eingriffen im Bereiche des Ganglion coeliacum Erosionen und Ulcera des Magens.

Die einen hatten Exstirpationen, die anderen Stichelungen des Ganglions ausgeführt und dieselben Ergebnisse erzielt. GRAY (1945) und VEIL u. STURM sahen Ulcera nach stumpfem Bauchtrauma und nahmen eine vegetative Entstehung an. Erfahrungsgemäß hat das Ganglion coeliacum auf den Kreislauf einen großen Einfluß. Wahrscheinlich ist in diesen Fällen nicht die Operation am Sympathicus die Ursache der Ulcusentstehung, sondern der durch den Eingriff hervorgerufene „Schock".

b) *der Vagus.* Nach Vagusunterbrechungen sind von KOGA (1937), MANDL (1953), BENEKE (1908) ebenfalls akute Ulcera beobachtet worden.

Reizungen des Vagus sollen ebenfalls Ulcera erzeugen (LICHTENBELT 1912, TALMA 1890, NICOLAYSEN 1920, MANNING, HALL und BANTING 1937, ETTINGER, HALL und BANTING 1936). MC LAUGHLIN (1935) schloß aus seinen Versuchen, daß der Vagus weder ein Ulcus erzeugen noch verhindern könne. Die beidseitige abdominelle Vagotomie und Nebennierenkauterisation hat zwar zu Ulcerationen geführt, die er aber auch nach der Nebennierenkauterisation allein gesehen hat.

Auch nach den Eingriffen am Vagus ist es wahrscheinlich über einen „Schock" zu Magen-Darm-Blutungen gekommen. Es erscheint keineswegs erwiesen, daß der Vagus in der Entstehung der akuten Magen-Darm-Blutungen eine Rolle spielt.

3. Akute Magen-Darm-Blutungen nach Operationen am Herzen und an den großen Gefäßen

ROTTHOFF und VIETEN (1958) haben akute Magen- und Zwölffingerdarmgeschwüre nach endothorakalen Eingriffen, auch ohne sichtbare Schädigung der peripheren vegetativen Nerven gesehen. Es handelte sich um 29 Fälle. Es wurden in den meisten Fällen Herz- oder Lungenoperationen durchgeführt. Diesen Komplikationen muß deshalb eine besondere Bedeutung beigemessen werden, weil sie, wie BERKOWITZ und Mitarb. berichtet haben, in 15% der Fälle auftreten sollen.

Die Fälle von ROTTHOFF und VIETEN hatten vor der Operation keine Symptome von seiten des Magen-Darm-Traktes. Die Komplikationen sind in den ersten postoperativen Tagen aufgetreten. Die Hypothermie und der Eingriff am Herzen und an den großen Gefäßen wurden für die gastrointestinalen Komplikationen verantwortlich gemacht, weil dabei eine mechanische Vagusreizung eingetreten sei. Da dieselben Magen-Darm-Blutungen auch nach der Operation eines Carotisaneurysmas eintraten, wurde der Thoraxeröffnung als Ursache keine besondere Bedeutung beigemessen. Diese Fälle zeigen, daß eine direkte Schädigung des Nervensystems zur Entstehung der gastrointestinalen Komplikationen nicht unbedingt notwendig ist. Auch in diesen Fällen ist nicht die Vagusreizung, sondern die „Schockbereitschaft" bei Herzkranken von entscheidender Bedeutung.

4. Akute Magen-Darm-Blutungen nach Bauchoperationen

Im Schrifttum sind Fälle mitgeteilt worden, bei denen es nach Bauchoperationen zu akuten Magen-Darm-Blutungen gekommen ist. In diesen Fällen wurde selten wegen der fehlenden Schädigung des ZNS der „Schock" zur Erklärung des akuten Krankheitsbildes herangezogen (PENNER und BERNHEIM 1939).

Nach Magenoperationen sahen GOLDSCHMIDT und MÜLLEDER (1920) in einigen Fällen eine Colitis ulcerosa auftreten, HERBUT (1945) und BIERENDE (1920) nach Operationen von Darmcarcinomen, Ovarialcarcinomen, Lungenoperationen akute Ulcera im Magen-Darm-Trakt, EISELSBERG (1899) nach Hernienoperationen Bluterbrechen, Erosionen und Ulcerationen, BOEMINGHAUS, MARBERGER und FRICK (1961) nach urologischen Operationen Magen-Darm-Blutungen.

5. Akute Magen-Darm-Ulcerationen nach Verbrennungen

CURLING hat 1842 und 1866 über Magen-Darm-Ulcerationen nach ausgedehnten Verbrennungen der Haut berichtet. „Curling-Ulcera" haben FLETCHER und HARKINS (1954), JAYESURA und MARDEN (1949), WEIGEL, ARTZ, REISS, DAVIS und AMSPACHER (1953) in neuerer Zeit beschrieben. VEIL und STURM (1948) stellten die in der älteren Literatur mitgeteilten Fälle zusammen. Auch in diesen Fällen bestanden oft gleichzeitig Lungenerkrankungen, die in einzelnen Obduktionsbefunden niedergelegt sind.

Heute ist allgemein bekannt, daß die ausgedehnten Verbrennungen oft mit Lungenödem und Kreislaufkollaps einhergehen (DUESBERG und GERSMAYER 1959/60). Wahrscheinlich gehören die Fälle, bei denen es nach Röntgenbestrahlungen maligner Tumoren zu Magen-Darm-Ulcerationen gekommen ist, auch in diese Gruppe (BRICK 1946, HAMILTON 1947).

6. Akute Magen-Darm-Blutungen nach peripheren Verletzungen

WANGENSTEEN (1945), FLETCHER und HARKINS (1954) haben nach Oberschenkelfrakturen Hämatemesis beobachtet. VEIL und STURM haben akute Magen-Darm-Blutungen nach peripheren Verletzungen auf Ischiadikusverletzungen zurückgeführt. Auch in diesen Fällen sind pathologisch-anatomische Befunde besonders der Lungen mitgeteilt worden.

Erwähnt sei hier noch der sogenannte „Knebel-Kollaps oder Schock", der nach Extremitätenunterbindungen auftritt und nicht selten zu tödlichen Kreislaufstörungen Anlaß gibt (BLALOCK 1940, CAZAL 1955, SCHWIEGK 1942, SCHWIEGK und SCHÖTTLER 1943). Auch BILLROTHS (1867) Beobachtung vom akuten Magenulcus bei Erfrierungen der unteren Extremität gehört hierher.

7. Akute Magen-Darm-Blutungen bei Störungen innersekretorischer Drüsen

Fälle, die einen ursächlichen Zusammenhang zwischen Hypophysengeschwülsten und akuten Magen-Darm-Blutungen vermuten ließen, haben WILSON, OLSON und RIVERS (1946), PISETSKY (1945), SWAN und STEPHENSON (1935), GUPTA und CHANDRA (1958) mitgeteilt. Magen-Darm-Blutungen bei Kraniopharyngeomen haben OPPER und ZIMMERMANN (1938), CABIESES und LECCA (1955), KING und REGANIS (1953) beschrieben.

In zwei eigenen klinischen Beobachtungen ist es nach der Operation eines Kraniopharyngeoms (Teilexstirpation) zu akuten Magen-Darm-Blutungen gekommen. Bei der Obduktion wurden aber in beiden Fällen gleichzeitig Hypothalamusschädigungen festgestellt, die wahrscheinlich zum Schock Anlaß gegeben haben. In diesen Fällen hat nicht die innersekretorische Drüsenstörung, sondern der Schock zu den Magen-Darm-Blutungen geführt.

Man gewinnt den Eindruck, daß es sich in diesen Fällen, weil die postoperativen Verläufe protrahiert sind, um mehr „chronisch" verlaufende Schockzustände handelt.

8. Akute Magen-Darm-Blutungen bei Poliomyelitis
(Landrysche Form)

In Fällen von Poliomyelitiden mit akuten Magen-Darm-Blutungen haben BAKER, CORNWELL und BROWN (1952) Veränderungen im Bereich der paraventrikulären Kerne gefunden. Sie haben gleichzeitig Hyperthermie und Hypertension beobachtet. Auch die gleichzeitige Atembehinderung soll nach ihrer Meinung an der Stase in den Magen-Darm-Gefäßen mitgewirkt haben.

COOK, HARTMANN und SARNOFF (1951) sahen Magen-Darm-Blutungen bei Poliomyelitiden immer mit Atemstörungen verbunden. Sie nahmen aber an, daß eine Anoxie allein nicht imstande sei, solche Störungen im Magen-Darm-Trakt auszulösen.

ERSKINE, MASON und McDADE (1950) dagegen hielten die Sauerstoffversorgung dieser Pat. für ausschlaggebend. Bei der Landryschen Paralyse kommt es zu einer mehr oder weniger starken Asphyxie mit Hypertonie. Es wird von der Geschwindigkeit der Entwicklung des Zustandes abhängen, ob es noch zur Ausbildung der akuten Magen-Darm-Blutungen kommt.

9. Akute Magen-Darm-Blutungen bei Asphyxie

BILLROTH (1867) nahm in seinem Falle, den er beobachtet hat, an, daß es sich um eine Art eines „Curling-Ulcus" handelt. Der 47jährige Pat. hatte schon seit langer Zeit eine retrosternale Struma. Es war wegen erheblicher Zunahme der Atemnot eine Durchschneidung der Halsmuskulatur durchgeführt worden. Vier Tage nach diesem Eingriff war es zu einer Magen-Darm-Blutung gekommen. Er starb am 6. Tage nach der Operation im „völligen Kollaps". Bei der Obduktion zeigte sich, daß die große retrosternale Struma die Trachea erheblich eingeengt hatte. Im Duodenum zeigte sich ein Ulcus, aus dem es geblutet hatte. Dieser Fall zeigt, daß eine akute Magen-Darm-Blutung bei einer mechanischen Atembehinderung sehr rasch auftreten kann, wenn nur eine geringe Kreislaufbelastung hinzutritt.

Die gleiche Erklärung muß man im Falle McCLURE (1949) annehmen, der bei der Operation am Ganglion Gasseri eine Ösophagusperforation erlebte. Der Trachealtubus war irrtümlicherweise statt in der Lunge im Magen gelegen. Es war zu einer erheblichen Asphyxie gekommen.

Viele Fälle wären in diesem Zusammenhang anzuführen, die darauf hinweisen, daß der längere Sauerstoffmangel einen wichtigen Faktor in der Entstehung der akuten Magen-Darm-Blutung darstellt.

Zusammenfassung

Die Vielgestaltigkeit der die akuten Magen-Darm-Blutungen auslösenden Faktoren, in vielen Fällen ohne Beteiligung des ZNS, weist darauf hin, daß es sich bei der Entstehung der akuten Krankheitsbilder nicht um einen besonderen „neurogenen Mechanismus" handelt, sondern wahrscheinlich um „Schockfolgen".

E. Eigene Untersuchungen

Die experimentellen Untersuchungen sollen klären, ob die akuten Magen-Darm-Blutungen mit dem Lungenödem in einem ursächlichen oder zeitlichen Zusammenhang stehen, ob der Magen-Darm-Trakt oder die Lunge von einer umschriebenen Stelle des ZNS aus isoliert beeinflußt werden kann oder ob es sich bei den akuten Blutungen verschiedener Organe um eine „Schockfolge" handelt und welche pathologisch-anatomischen Bilder verschiedenen Schädigungen inner- und außerhalb des ZNS an den inneren Organen folgen.

I. Zur Methodik

Zur Klärung dieser Fragen war es notwendig, im ZNS verschiedene Schädigungen und Reizungen besonders bevorzugter Stellen, die erfahrungsgemäß zu akuten Magen-Darm-Blutungen führen, zu setzen. Es wurden Kaninchen, Katzen und Meerschweinchen verwendet. Die Experimente wurden am nicht narkotisierten Tier ausgeführt. Die Tiere wurden verschieden lange Zeit nach dem Eingriff in Nembutalnarkose obduziert. Dadurch war es möglich, das Herz-Lungen-Präparat in vivo zu inspizieren. Die Tiere sind erst durch den Blutverlust bei der Entnahme des Präparates in Narkose ad exitum gekommen. Der Zeitpunkt der Obduktion in Narkose wurde teils durch eine Verschlechterung des Allgemeinzustandes, teils willkürlich bei gesunden Tieren bestimmt. Von der Tötung durch Verbluten wurde nach der Feststellung, daß auch ohne andere Eingriffe Lungenblutungen geringen Grades auftreten, Abstand genommen.

Die Tiere, die nach den Eingriffen oder an deren Folgen zugrunde gegangen sind, wurden möglichst sofort obduziert. Bei jedem Tier wurde besonders auf makroskopische Veränderungen im Sinne von Blutungen im Magen-Darm-Trakt und in der Lunge geachtet. Bei jedem Tier wurden das Herz-Lungen-Präparat, der Magen mit dem Duodenum, ein Stück Leber, der Blinddarm, das Rectum und die Niere entnommen. Bei makroskopisch sichtbaren Veränderungen im Dünn- oder Dickdarmbereich wurden auch dort Gewebsstücke zur histologischen Untersuchung entnommen. Insgesamt wurden 85 Kaninchen, 12 Katzen, 10 Meerschweinchen obduziert.

Es sind 780 histologische Schnitte angefertigt worden. Von allen wurden eine HE-Färbung und eine Färbung nach PICKWORTH zur besonderen Darstellung der Blutgefäße und der Blutaustritte angefertigt. Die Injektionen in das ZNS sind mit Aludrox-Trypanblau-Gemischen durchgeführt worden (Aludrox = Aluminium-Hydroxyd in kolloidaler Suspension, amphoteres Kolloid). Der Farbstoffzusatz Trypanblau sollte zur Markierung der Injektionsstelle im ZNS dienen. Zur Verdünnung wurde jeweils ein Tropfen Wasser beigemischt, damit eine möglichst dünne Nadel zur Vermeidung von Nebenschädigungen verwendet werden konnte.

Die Injektionen in den Bereich des 3. Ventrikels wurden mit freier Hand nach den Tabellenangaben der stereotaktischen Methode von

SAWYER, EVERETT und GREEN (1954) durchgeführt. Es kam uns nicht darauf an, einzelne Kerne auszuschalten, als vielmehr größere Herde zu setzen, die zu einer Hypothalamusschädigung führen sollten. Die Lokalisation der Injektionsstelle wurde bei der Obduktion überprüft. Durch die Beimischung von Trypanblau zum Aludrox konnten die Injektionsstellen durch etwa acht bis zehn Tage gut sichtbar markiert werden. Die Mandelkernreizungen wurden nach der stereotaktischen Methode, die erwähnt wurde, von STEINMANN durchgeführt. Er hat seine Tiere freundlicherweise zur Körpersektion zur Verfügung gestellt. Wir danken ihm an dieser Stelle herzlich.

Die Gyrus cinguli-Verödungen wurden entweder ein- oder beidseitig von einer parietalen Trepanation in der Mittellinie vorgenommen.

In anderen Fällen sind parietal, extra- und intradural Laminariakugeln eingelegt worden. Diese Kugeln führten zu intrakraniellen Druck-

Tabelle 6. *Art der Eingriffe und Häufigkeit der akuten Lungen- und Magen-Darm-Blutungen*

Art der Eingriffe	Zahl	Tier	Lungenödem stark	Lungenödem gering	Magen-Darm-Bl.	
3. Ventrikelbereich (Aludroxinjektion)	23	Kan.	18	2	16	
Mandelkernreizung (elektrisch)	14	Kat. Kan.	6	2	4	
Gyrus cinguli (Verkochung)	2	Kan.		1		
Cisterna magna (Aludroxinjektion)	9	Kan.	6	3	3	1 Perf.
Rückenmark (Aludrox extradur.)	3	Kan.		1		
Vagusdurchschneidung u. Gyrus-cinguli-Verk.	4	Kan.		2	1	
Vagusdurchschneidung u. 3. Ventrikelinjektion	5	Kan.	2	3	1	1 Perf.
Vagusdurchschneidung u. Laminaria parietal	11	Kan.	2	5		3 Perf.
Trenimonbestreuung (parietal)	3	Kan.				
Ischiadicusdurchschn.	10	Meer.	5	3	3	4 Perf.
Sympathicusdurchschn. (am Hals)	6	Kan.	3		3	
Vagusdurchschneidung (am Hals)	2	Kan.		2		
Vagus- u. Sympathicus-durchschneidung	4	Kan.	3		1	1 Perf.
Vagusdurchschneidung (beiderseits am Hals)	1	Kan.	1			
Verblutungstod	1	Kan.		1		
Narkosetod	1	Kan.	1			
Pneumothorax (ein- oder beidseitig)	8	Kan.	6	2	4	
	107		53	27	36	10 Perf.

(Kan. = Kaninchen, Kat. = Katzen, Meer. = Meerschweinchen, Perf. = Perforation)

steigerungen. Bei den Injektionen in die Cisterna magna ist es zeitweilig zu partiellen Verletzungen des hohen Halsmarkes gekommen. Auch hier wurde Aludrox-Trypanblau verwendet. Auch die Rückenmarksverletzungen wurden durch Injektionen von Aludrox-Trypanblau extradural erzielt und dadurch durchweg totale Querschnittsbilder erzeugt.

Eingriffe am Großhirn wurden mit peripheren Vagusdurchschneidungen, die vorher vorgenommen wurden, kombiniert.

Einige Tiere wurden nach Trenimonbestreuungen (Bayer 3231) parietal obduziert. Wir danken Herrn MÜLLER für die freundliche Überlassung der Tiere zur Körpersektion (BURKERT 1949). Die ebenfalls von MÜLLER durchgeführten Ischiadicusdurchschneidungen an Meerschweinchen, die zwar alle durch Entbluten getötet wurden, sind obduziert worden. Die Durchschneidungen des Vagus und Sympathicus sind am Hals ausgeführt worden. Meist wurde auch das Ganglion stellatum mitexstirpiert und die Pleura eröffnet.

Außerdem wurden an einigen Tieren Injektionen in ein- oder beidseitig angelegten Pneumothorax vorgenommen. Die Anzahl der Tiere, bei denen die geschilderten Eingriffe vorgenommen wurden, sind in der Tabelle 6 angegeben.

Die künstlichen Herde im Bereich des 3. Ventrikels wurden teils in den vorderen, teils in den

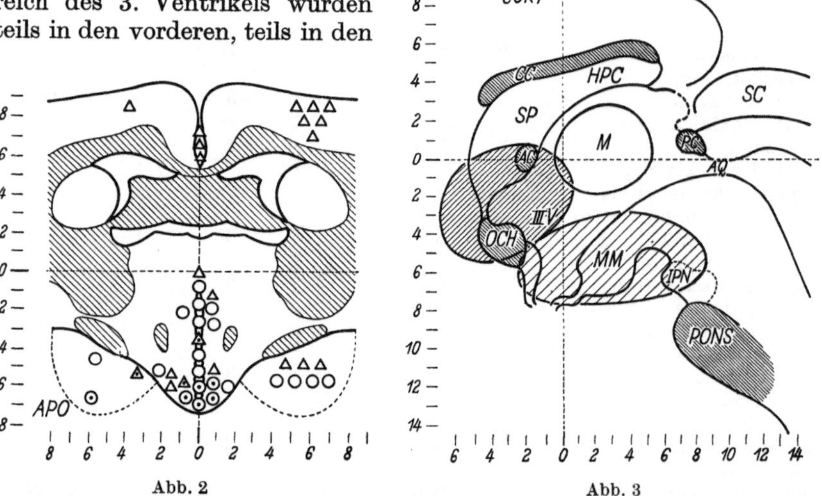

Abb. 2   Abb. 3

Abb. 2. Schematische Markierung der Injektionsstellen im Bereich des 3. Ventrikels, der Mandelkerne, Scheitellappen und Gyrus cinguli (△ = pathologische Lungenbefunde allein, ○ = pathologische Lungen- und Magen-Darm-Befunde). Bei den mit einem Punkt versehenen Fällen wurde die Injektion in den hinteren Anteil des 3. Ventrikels (s. weit schraffiertes Feld in Abb. 3) gegeben

Abb. 3. Injektionsfelder im Bereich des 3. Ventrikels. Eng schraffiertes Feld im vorderen Anteil des 3. Ventrikels in Höhe des Chiasmas, weit schraffiertes Feld im hinteren Anteil des 3. Ventrikels

hinteren Anteil des Hypothalamus gegeben. Da die Injektionsstellen nicht kleine umschriebene Herde darstellen, sondern meist die Umgebung des 3. Ventrikels mehr oder weniger verändert haben, müssen die Markierungen in der Abb. 2 entsprechend aufgefaßt werden. Es sind lediglich Injektionen in den hinteren Anteil des 3. Ventrikels von denen des vorderen Anteils getrennt worden (Abb. 3).

II. Untersuchungsergebnisse

1. Art der Lungenerkrankungen

In der Versuchsreihe von 107 Tieren zeigte sich, daß die Lungenbefunde immer wieder in derselben Form und Reihenfolge aufgetreten sind. Die geringsten morphologischen Befunde der Lunge zeigten, als Ausdruck der stattfindenden Durchblutungsstörungen, makroskopisch bereits sichtbare hellrote, ungleich große Flecken, die über alle Lungenlappen verstreut waren. Die intensiv roten Flecken konnten von dem rosaroten, gesunden Lungengewebe leicht unterschieden werden.

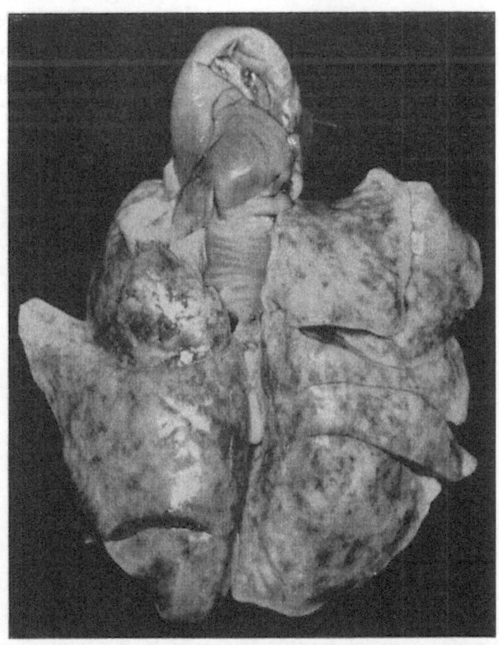

Abb. 4. Die Lungen sind beiderseits von hellroten Blutungsherden, die durch die Pleura sichtbar sind, übersät (subpleurale Blutungen WANKES 1948)

Die in der Abb. 4 dargestellten, umschriebenen Lungenblutungen sind durch eine Aludrox-Trypanblau-Injektion in den Hypothalamus in Chiasmahöhe erzeugt worden. Durch die Farbstoffbeimischung ist die Injektionsstelle an der Basis gut markiert worden (Abb. 5). Das Tier ist in der ersten Nacht nach der Injektion verendet.

Die in der Abb. 4 gezeigten „subpleuralen Blutungen" sind auch in tieferen Gebieten des Lungengewebes festzustellen. Manchmal erscheint

3*

die Lungenoberfläche normal und die Blutungsherde dehnen sich in der Tiefe aus. Dabei fällt gelegentlich ein gleichmäßig gesunder Randsaum auf. Mikroskopisch handelt es sich bei den „subpleuralen Blutungen" um Erythrocytenaustritte in die Alveolen, die in umschriebenen Bezirken festzustellen sind. Die Umgebung des Herdes kann normales Lungengewebe zeigen. Gewöhnlich sind die in den Alveolarwänden ziehenden Gefäße in der Umgebung des Herdes gefüllt (Abb. 6).

Die anfänglich inselförmigen Blutungen in das Lungengewebe zeigen in weiterer Folge eine Konfluenzneigung. Sie vergrößern sich zu großfleckigen Herden mit unregelmäßigen Grenzen. In ihrer Ausdehnung nehmen sie auf die Grenzen der Lungenlappen keine

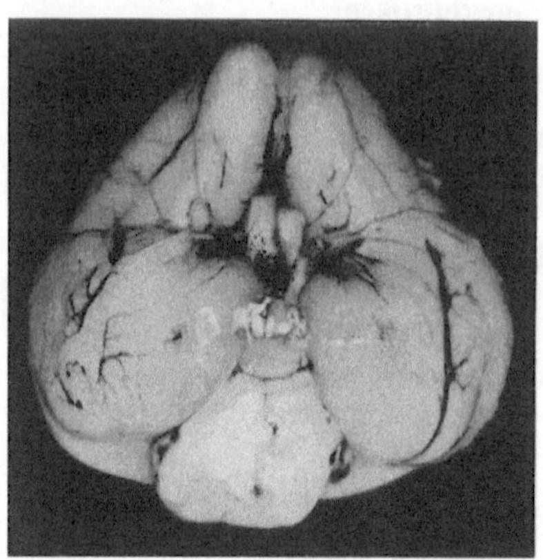

Abb. 5. Injektionsstelle im Bereich des Hypothalamus in Höhe des Chiasmas

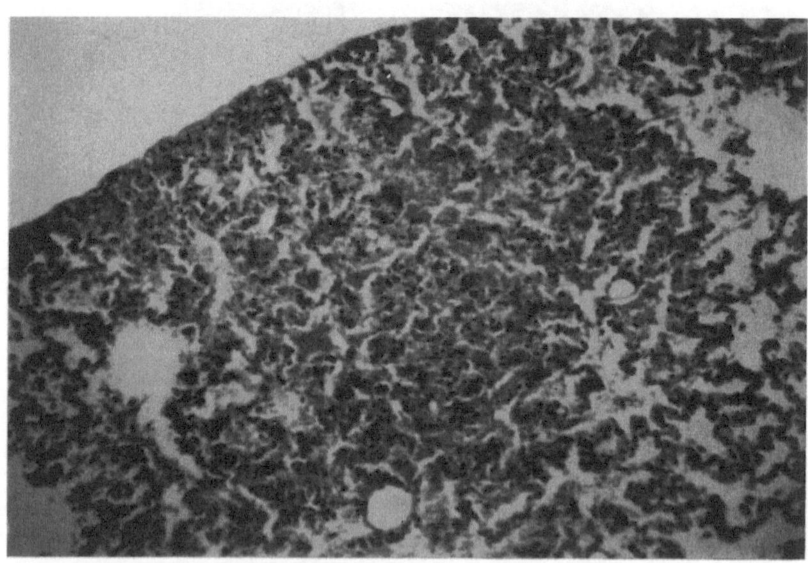

Abb. 6. Herdförmige „subpleurale Blutung" mit Erythrocytenaustritten in die Alveolen

Rücksicht. Die Oberlappen werden häufiger befallen als die Unterlappen (Abb. 7). Auf die Bevorzugung der Oberlappen hat MOSTERT (1953) hingewiesen.

Die anfänglich umschriebenen Blutungsherde können in kurzer Zeit alle Lungenlappen gleichmäßig befallen, so daß die ganze Lunge diffus rot gefärbt ist. Wenn die ganze Lunge solche diffuse Veränderungen an der Oberfläche zeigt, haben das Volumen und das Gewicht zugenommen. Schon bei der Thoraxeröffnung fällt auf, daß die Lunge nicht kollabiert,

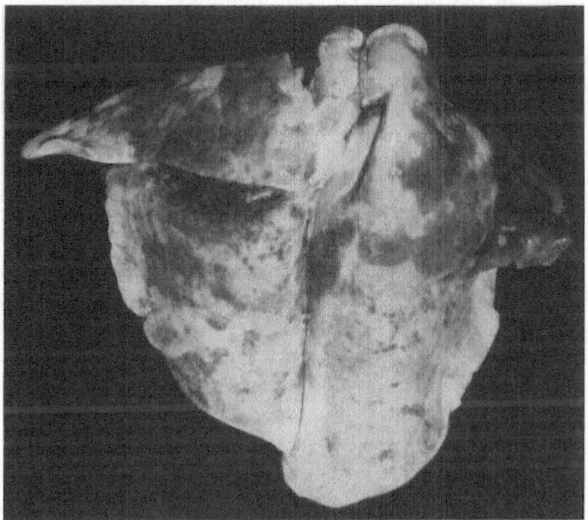

Abb. 7. Konfluenz der kleinen Blutungsherde in große, flächenhafte Blutungen mit unregelmäßigen Rändern

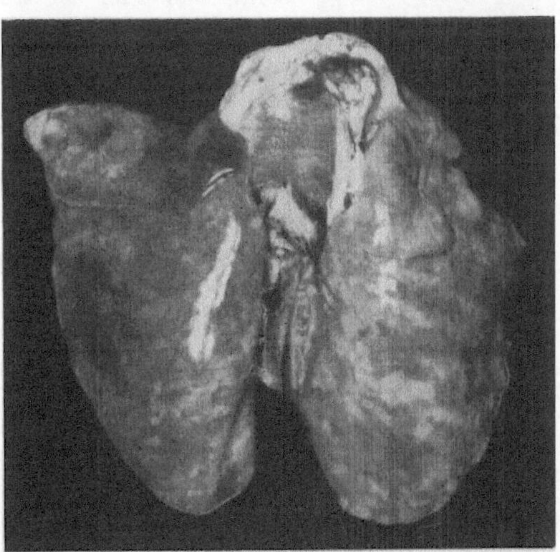

Abb. 8. Diffuse beidseitige Lungenblutungen aller Lungenlappen. Blutungen in die Trachealschleimhaut

sondern ihrer Blutfülle entsprechend gleich groß bleibt. Die Alveolarräume, die bei Thoraxeröffnung kollabieren, sind hier mit Blut ausgefüllt.

Aus den größeren Bronchien und besonders aus der Trachea ist bei geringem Druck auf die voluminösen Lungenlappen hellrote, schaumige Flüssigkeit ausdrückbar. In der Trachea und den Hauptbronchien kann man mit freiem Auge eine diffuse Rötung der Schleimhäute sehen. Stellenweise sind mächtig erweiterte Gefäße sichtbar (Abb. 8).

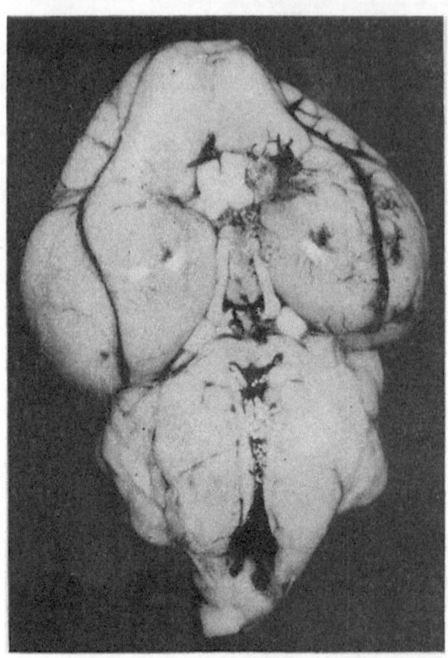

Abb. 9. Injektionsstelle links neben dem Chiasma

In der Abb. 9 ist die Injektionsstelle links neben dem Chiasma sichtbar, die zu den Veränderungen in allen Lungenlappen und der Trachealschleimhaut geführt hat. Das Tier ist vier Tage nach der Injektion verendet.

Der mikroskopische Befund dieser diffusen Lungenveränderungen ist ebenso typisch wie der makroskopische. Alle Lungengefäße zeigen eine vermehrte Blutfülle. Das „akute" Lungenödem, das sich in kurzer Zeit voll ausprägen kann, zeigt vorwiegend Serumaustritte in die Alveolen, weniger Erythrocyten. Die Atemfläche muß bei so ausgedehnten Befunden erheblich eingeschränkt sein. Das Tier ist am ersten Tag nach der Operation in Narkose obduziert worden (Abb. 10).

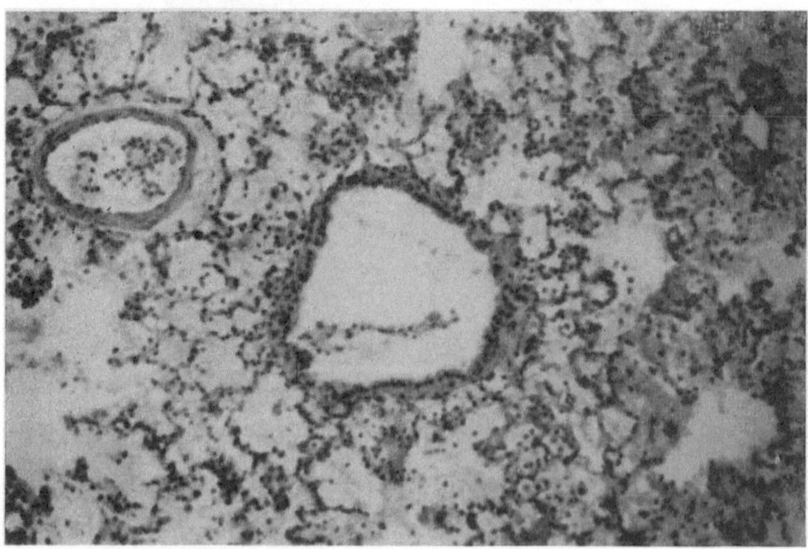

Abb. 10. Beidseitiges „akutes" Lungenödem mit vorwiegend Austritten von Serum in die Alveolen

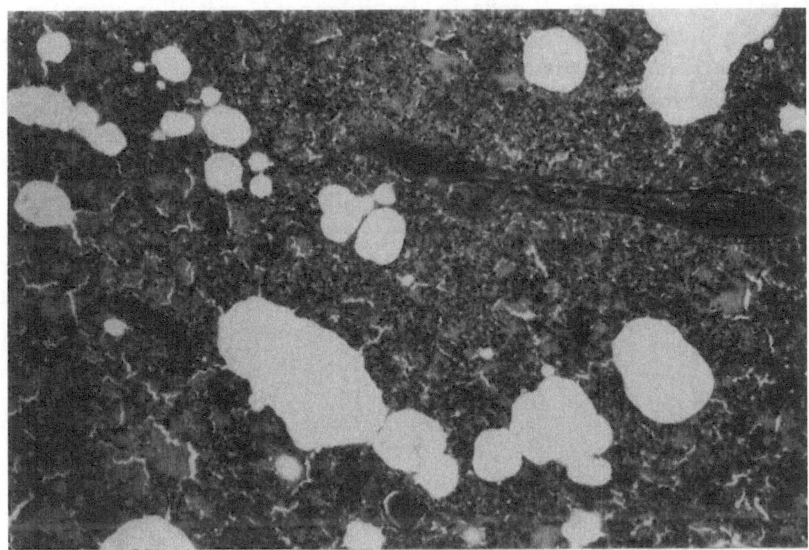

Abb. 11. Beidseitiges „hämorrhagisches" Lungenödem mit vorwiegend Austritten von Erythrocyten in die Alveolen

Das Tier, dessen Lunge in Abb. 11 zu sehen ist, verendete 4 Tage nach der Aludrox-Trypanblau-Injektion in die Cisterna magna.

Von diesem sogenannten „akuten" Lungenödem mit vorwiegend Serumaustritten in die Alveolen kann man das „hämorrhagische" Lungenödem unterscheiden, das durch Austritte von Blutbestandteilen, vorwiegend Erythrocyten, ausgezeichnet ist. Man hat in diesen Fällen den Eindruck, daß die Lungengefäße und die Alveolen von Blut überschwemmt sind. Da diese Veränderungen meist alle Lungenlappen erfassen, muß die Atemfläche erheblich eingeschränkt sein (Abb. 11).

Die in der Abb. 8 makroskopisch sichtbaren Blutungen in die Trachealschleimhaut erweisen sich mikroskopisch

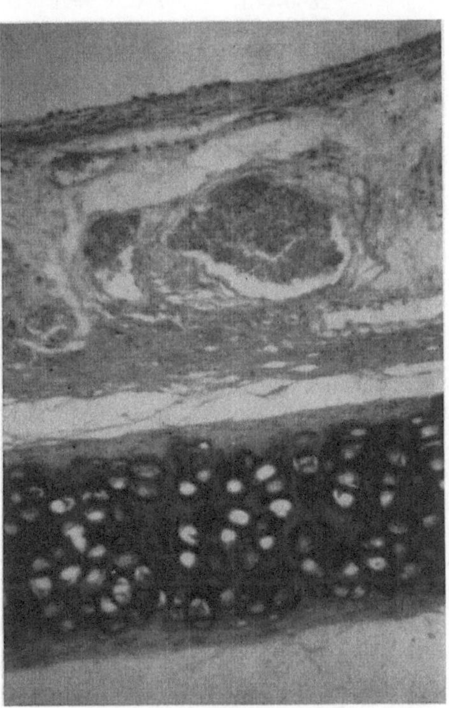

Abb. 12. Mächtige Blutfülle und Erythrocytenaustritte in die Submucosa der Trachealschleimhaut

als mächtig erweiterte Gefäße in der Submucosa mit Blutaustritten in die Umgebung. Die in der Lunge herrschende Blutfülle ist auch in der Trachealschleimhaut aufgetreten (Abb. 12).

Wie bereits erwähnt, nimmt das Gewicht der Lunge beim Lungenödem zu. Diese Feststellung hat auch WANKE (1948) gemacht. Wenn

Tabelle 7. *Gewicht der Lunge und der Leber*

Nr.	li.	Lungen			Leber
		hist.	re.	hist.	
2958—59	8	+++	10	+++	65
2960—61	4	+++	6	+++	45
2950—51	3,5	+++	7	+++	49
2954—55	13	+++	14	+++	
2942—43	14	+++	15	+++	60
2948—49	3	++	5	+++	50
2946—47	8	+++	10	+++	72
2956—57	5	++	8	+++	55
2864—65	7	++	8	++	140
2851—52	10	+++	6	+	75
2855—56	6	+++	5	++	80
1249—50	5		5	++	
1251—52	7	++	7	++	
1260—61	6	++	6	++	
2860—61	7	+++	12	+++	110
2912—13	6	++	8	+++	75
2827—28	5	++	18	+++	
2837—38	5	++	7	+++	
2942—43	6	+++	8	+++	75
2843—44	4	+++	6	+++	110
2839—40	12	+++	15	+++	115
2924—25	10	+++	8	+++	74

+ = geringe Veränderungen der Lungen
++ = deutliche Kongestionen
+++ = erhebliche Kongestionen und diffuses Lungenödem

wir das Normalgewicht der Kaninchenlungen, links 3 bis 5 g, rechts 4 bis 6 g, annehmen, so ist aus der Tabelle 7 zu entnehmen, daß das Gewicht bei den „zentral ausgelösten" Lungenödemen verdoppelt und verdreifacht werden kann.

Das Gewicht der Leber unterliegt großen Schwankungen. Man kann weder einen gleichmäßigen Anstieg mit dem Gewicht der Lungen, noch ein gegensinniges Verhalten feststellen. Das Ausmaß der histologischen Veränderungen der Lunge geht mit der Gewichtszunahme parallel (Tabelle 7).

2. Häufigkeit der Lungenödeme

Nach den geschilderten verschiedenen Eingriffen bei 107 Tieren ist es in 80 Fällen zu deutlichen pathologischen Befunden der Lunge gekommen. In 53 Fällen waren die Veränderungen im Sinne von Kongestionen bis zur vollendeten Ödembildung so hochgradig, daß man den

Eindruck einer diffusen Erkrankung aller Lungenlappen hatte. Diese 53 Tiere sind 49% der Versuchsreihe. In 27 Fällen waren die Kongestionen geringer, doch auch deutlich sichtbar. Diese 27 Tiere sind 25% der Versuchsreihe.

In der Tabelle 6 sind die Häufigkeitsziffern der starken und geringen Lungenveränderungen bei den einzelnen Arten von Eingriffen aufgeführt. Es ist ersichtlich, daß die Lungenödeme besonders oft Läsionen um den 3. Ventrikel folgen. In ähnlicher Weise waren die schweren Lungenbefunde aber auch den Injektionen in die Cisterna magna gefolgt.

Wenn auch nach anderen Eingriffen auch Lungenödeme zu sehen waren, so waren sie doch deutlich seltener. Wegen der geringen Zahl der Versuche bei den einzelnen Eingriffsarten kann man zwar aus den Prozentzahlen der Lungenödeme keine zwingenden Schlüsse ziehen, doch muß man zweifellos feststellen, daß das Lungenödem einer Schädigung des ZNS besonders im Bereich des 3. Ventrikels viel öfter folgt, als der Kliniker bisher vermutet hat.

3. Überlebenszeit der Tiere mit Lungenödemen

Die Überlebenszeit der Tiere, bei denen pathologisch-anatomisch Lungenödeme gefunden wurden, ist deshalb von großem Interesse, weil

Tabelle 8. *Überlebenszeit der Tiere mit Lungenödemen*

Zeit	Verendete Tiere Lungenödeme		In Narkose obduzierte Lungenödeme	
	erheblich	gering	erheblich	gering
Op.-Tag	4	4	1	
1. Tg.	4	4	2	1
2. Tg.	4	2		
3. Tg.	4	1		
4. Tg.	2		1	1
5. Tg.				
6. Tg.	1		1	
7. Tg.	4			1
8. Tg.	1	1		1
9. Tg.	1			1
10. Tg.	1			2
11. Tg.	2		2	1
12. Tg.		1	1	1
13. Tg.				
14. Tg.				
15. Tg.				
2.—3. Wo.	3	1	5	1
3.—4. Wo.		1	2	1
4.—5. Wo.	3		3	1
	34	15	19	12

daraus Schlüsse über den Zeitpunkt des Auftretens und die Dauer ihres Bestehens gezogen werden können. Aus der Tabelle 8 ist ersichtlich, daß schon am Operationstag ausgebildete Lungenödeme zu beobachten sind. Darüber hinaus sind auch massive Befunde — das geht aus der Tabelle der Übersichtlichkeit halber nicht hervor — schon 1 Std. nach dem Eingriff festzustellen (MOSTERT 1953, EATON 1947).

In 23 von 32 Tieren, die in der ersten Woche nach dem Eingriff verendet waren, konnten erhebliche Lungenödeme und Blutungen gefunden werden. Das sind zwei Drittel der Tiere. Von den Tieren mit geringen Lungenbefunden waren 11 von 15 in der ersten Woche verendet, also auch noch mehr als zwei Drittel der Tiere.

Aber auch nach Wochen können noch Lungenödeme beobachtet werden. Diese Fälle sind, wie aus der Tabelle 8 zu ersehen ist, gar nicht so selten. Man fragt sich dabei, ob die Bezeichnung des „akuten" Lungenödems noch berechtigt ist. Diese protrahierte Verlaufsform des Lungenödems kann man auch in den Fällen sehen, die nicht verendet sind, sondern in Narkose zu verschiedenen Zeiten obduziert wurden.

4. Art der akuten Magen-Darm-Blutungen

In ähnlicher Weise, wie in der Lunge, sind auch in der Schleimhaut des Magen-Darm-Traktes erweiterte, strotzend gefüllte Gefäße sichtbar. Anfänglich sieht man vereinzelte erweiterte Gefäße in spitzennahen Bezirken der Schleimhautoberfläche, die das Drüsengewebe kolbenförmig zu verdrängen scheinen. Es dürfte sich bei den blutgefüllten Gefäßen um erweiterte Capillaren handeln, in denen sich die Erythrocyten zusammengeballt haben [Sludge-Syndrom] (Abb. 13).

An Orten stärkerer morphologischer Veränderungen kommen erweiterte Gefäße, die von der Schleimhautoberfläche bis zur Basis ziehen, zur Darstellung. Die Zu- und Abflüsse der Schleimhautgefäße werden im Bereiche der Schleimhautbasis, also auf der Muscularis mucosae, durch meist große, prall gefüllte Gefäße sichtbar. Gleichzeitig finden sich in der Submucosa stark erweiterte Gefäße, die auch zu großen Hämatomen Anlaß geben können. Es handelt sich dabei um das Bild der Stase. In ihrem Gefolge treten Schleimhautdefekte auf, aus denen es in den Darm blutet (Abb. 14).

Makroskopisch sind bei der Obduktion anfänglich geringe, durch die intakte Schleimhaut durchschimmernde Rötungen zu sehen, die meist punktförmig oder in Streifen angeordnet, vorwiegend auf den Rücken der Schleimhautfalten oder auch in den Tälern vorhanden sind. Solche Blutungen in der Schleimhaut des Magen-Darm-Traktes können, wie in Abb. 15 gezeigt wird, sehr ausgedehnt sein.

In manchen Fällen kommt es zu umschriebenen, ausgestanzten Schleimhautdefekten, die mit freiem Auge, schon durch den blutigen Grund, gut sichtbar sind. Die in der Abb. 16 links gezeigten Schleimhautdefekte entsprechen dem histologischen Bild der Abb. 14. Die in der Abb. 16 rechts gezeigte Lunge mit diffuser Verfärbung entspricht dem in Abb. 11 gezeigten mikroskopischen Bild des hämorrhagischen Lungenödems. In der Abb. 16 ist die häufige Kombination der akuten Magen-Darm-Blutungen mit dem Lungenödem dargestellt.

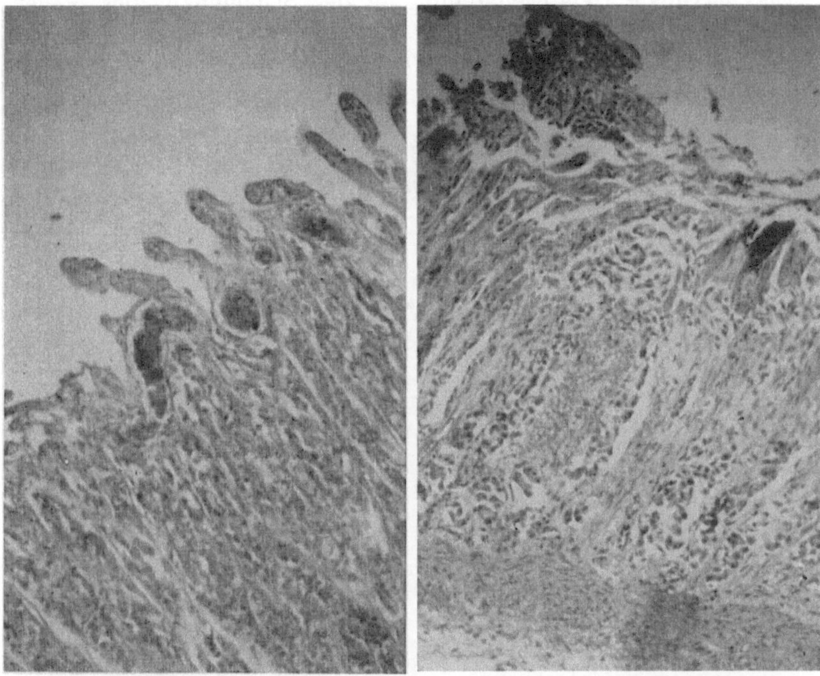

Abb. 13. Nahe der Schleimhautoberfläche sind
mächtig erweiterte Capillaren sichtbar (Sludge)

Abb. 14. Große erweiterte Schleimhautgefäße
im Zustand der Stase. Schleimhautdefekt

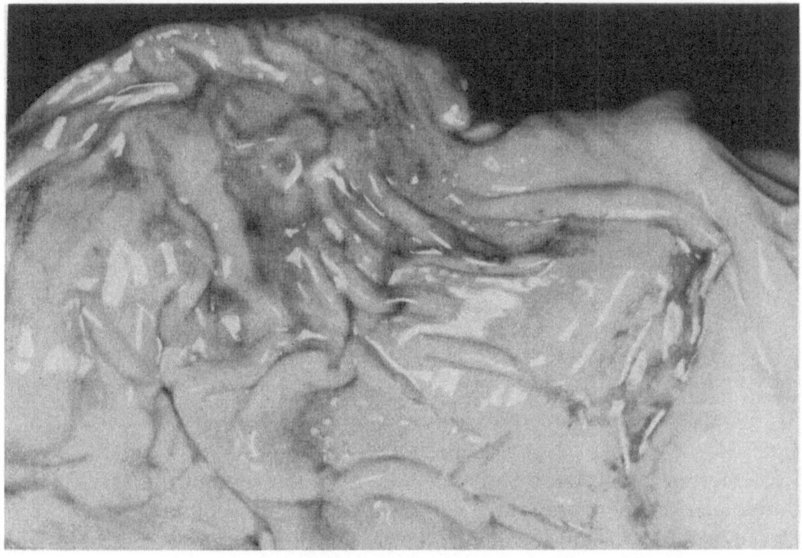

Abb. 15. Ausgedehnte Magenschleimhaut-Blutungen ohne Defektbildung

Die maximale Gefäßweitstellung in der Schleimhaut des Magen-Darm-Traktes betrifft nicht nur die Capillaren und Venen, sondern auch die Arterien. Schon makroskopisch sind bei der Obduktion oft arterielle

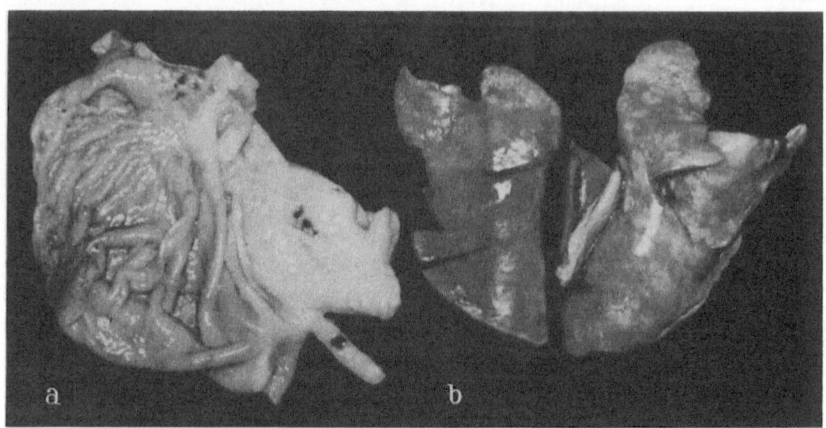

Abb. 16. a Schleimhautdefekte mit blutigem Grund im Pylorusbereich; b Diffuses hämorrhagisches Lungenödem

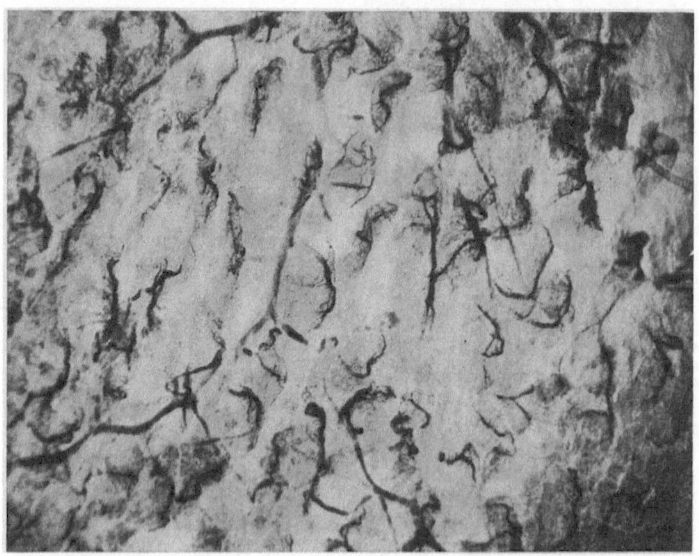

Abb. 17. Maximale arterielle Gefäßfüllung in der Schleimhaut des Rectums

Injektionen in der Darmwand sichtbar. Man kann auch die stark gefüllten kleinen Arterien und ihre Verzweigungen gut sehen.

In der Abb. 17 sind solche Gefäße in der Darmwand durch eine Färbung nach PICKWORTH sichtbar gemacht.

5. Häufigkeit der akuten Magen-Darm-Blutungen

In der Versuchsreihe von 107 Tieren waren in 36 Fällen Blutungen in die Schleimhaut des Magen-Darm-Traktes aufgetreten. Nach Injektionen in die Umgebung des 3. Ventrikels sind diese Blutungen besonders häufig aufgetreten (16 von 23 Fällen).

Seltener, jedoch noch relativ häufig, ist es nach elektrischen Mandelkernreizungen (4 von 14 Tieren) und nach Injektionen in die Cisterna magna (3 von 9 Tieren) zu morphologischen Befunden im Bereich des Magen-Darm-Traktes gekommen.

Die Sympathicusdurchschneidung hat in der Hälfte der Fälle zu Magen-Darm-Blutungen geführt (3 von 6 Tieren). Wahrscheinlich war dabei aber die gleichzeitige Pleuraeröffnung auf der gleichen Seite von ausschlaggebender Bedeutung, wie in den Fällen mit ein- und beidseitigem Pneumothorax zu sehen ist. In 4 von 8 Fällen, also wieder in der Hälfte der Fälle, ist es zu Schleimhautblutungen gekommen. In den übrigen Fällen ist keine auffallende Häufung der gastrointestinalen Blutungen festzustellen gewesen.

6. Gleichzeitige Blutungen in der Lunge und im Magen-Darm-Trakt

Nach den verschiedenen Eingriffen im ZNS ist es in 53 von 107 Tieren (49%) zu erheblichen Lungenödemen, in 36 aber auch zu Schleimhautblutungen im Magen-Darm-Trakt gekommen. Die Magen-Darm-Blutungen sind also deutlich seltener als das Lungenödem aufgetreten.

Bei der Durchsicht der Fälle mit akuten Magen-Darm-Blutungen zeigte sich, daß in jedem Falle gleichzeitig ein erhebliches Lungenödem

Tabelle 9. *Häufigkeit der Kombination von Lungen- und Magen-Darm-Blutungen*

Art des Eingriffs	Magen-Darm-Bl.	Lungenödem	
		stark	gering
Aludrox-Injektion in den Bereich des 3. Ventrikels	16	16	
Elektr. Mandelkernreizung	4	3	1
Aludrox-Injektion in die Cisterna magna	3	3	
Vagusdurchschneidung und Gyrus cinguli-Verkochung	1	1	
Vagusdurchschneidung und Aludrox-Inj. 3. Ventrikel	1	1	
Ischiadicusdurchschneidung	3	3	
Sympathicusdurchschneidung	3	2	1
Vagus- und Sympathicus-durchschneidung	1	1	
Anlegen eines ein- oder beidseitigen Pneumothorax	4	4	
	36	34	2

bestand. Andererseits waren aber Lungenödeme allein ohne Magen-Darm-Blutungen öfter zu sehen.

Auffallenderweise sind aber nicht nur nach Verletzungen des ZNS, sondern auch nach Anlegen eines ein- oder beidseitigen Pneumothorax dieselben Magen-Darm-Blutungen aufgetreten. Die Anzahl der Fälle, bei denen Lungenödeme gleichzeitig mit Magen-Darm-Blutungen aufgetreten sind, haben wir in der Tabelle 9 aufgeführt. Es zeigt sich eine vollkommene Übereinstimmung, so daß man den Eindruck eines ursächlichen Zusammenhanges gewinnt. Nur in zwei Fällen waren geringe Lungenkongestionen mit den Magen-Darm-Blutungen gepaart, sonst aber in jedem Fall erhebliche Ödeme.

7. Zeitpunkt des Todes der Tiere mit Lungenödemen und akuten Magen-Darm-Blutungen

Es wurde der Zeitpunkt des Todes der Tiere, bei denen es zu Lungenödemen allein und Lungenödemen mit Magen-Darm-Blutungen gekommen ist, festgestellt. Die Tiere, die verendet sind, wurden von denen, die in Narkose obduziert wurden, getrennt.

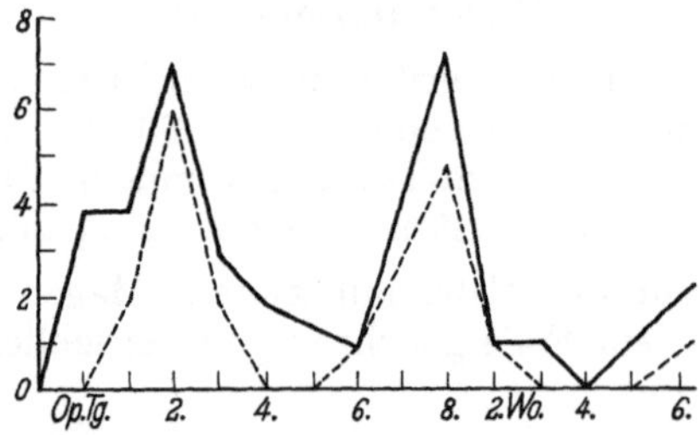

Abb. 18. Zeitpunkt des Auftretens des Lungenödems und der Magen-Darm-Blutungen (verendete Tiere); ------------ = Magen-Darm-Blutungen, ——————— = erhebliche Lungenödeme

Es zeigte sich, daß bei den verendeten Tieren (Abb. 18) die Lungenödeme schon in der Nacht nach dem Eingriff zeitweilig aufgetreten sind. Magen-Darm-Blutungen wurden aber in dieser Zeit nicht beobachtet. Am 1. und 2. postoperativen Tage wurden sowohl die Lungenödeme als auch die akuten Magen-Darm-Blutungen deutlich häufiger gesehen. Der Anstieg verlief auffallend gleichmäßig, d. h. daß die Magen-Darm-Blutungen in den Fällen, die hier beobachtet wurden, immer vergesellschaftet waren. In gleicher Weise ist aber auch am 7. und 8. postoperativen Tage eine Häufung wieder sowohl der Lungenödeme als auch der Magen-Darm-Blutungen zu sehen gewesen.

Dieser Gipfel am 8. Tage nach den Eingriffen ist vorwiegend von Tieren, die nach einer Schädigung im Bereich des 3. Ventrikels zugrunde gegangen sind, gebildet worden. Bei den in Narkose obduzierten Tieren waren die bei den verendeten festgestellten zwei Gipfel am 2. und 8. Tage nach dem Eingriff angedeutet wiederzusehen.

8. Lokalisation der Schleimhautblutungen im Magen-Darm-Trakt

Die beschriebenen morphologischen Befunde sind in diesen Fällen vorwiegend in der Schleimhaut des Magens aufgetreten. Sie waren im Bereich des Pylorus am häufigsten zu sehen. An zweiter Stelle stand der Magenfundus. Die 10 Fälle mit Perforationen im Fundusbereich sind hier nicht einbezogen. Sie werden noch gesondert besprochen.

In gleicher Häufigkeit ist es im Duodenum zu den Schleimhautblutungen gekommen. Auch in der Schleimhaut des Blinddarms sind die Blutungen nicht selten zu sehen.

In der Tabelle 10 ist die Häufigkeit der Magen-Darm-Blutungen in den einzelnen Bezirken des Magen-Darm-Traktes angegeben. Bei multiplen Herden im Magen-Darm-Trakt wurden diese jeweils beim betreffenden Organteil nochmals aufgeführt. Da es sich oft um multiple Blutungen im Magen-Darm-Trakt handelt, hat sich die Zahl der Magen-Darm-Blutungen von den 36 beschriebenen Fällen auf 65 erhöht. Es ist aus der Tabelle nicht zu entnehmen, daß eine bestimmte Schädigung des ZNS mit der Lokalisation der Magen-Darm-Blutungen in Zusammenhang gebracht werden kann. Es können vom Hypothalamus aus Blutungen in den Schleimhäuten des gesamten Magen-Darm-Traktes ausgelöst werden. Der Übersicht halber sind auch Blutungen im Bereich des Herzens und der Trachea in der Tabelle eingetragen.

Tabelle 10. *Lokalisation der akuten Magen-Darm-Blutungen*

	Hypo-thal.	Mand.	Cist.	Vag. Gyr.	Vag. Bas.	Isch.	Symp.	Vag. Symp.	Pneu.	Sum.
1. Magen										
a) Pylorus	7		2				1		1	11
b) Fundus	4	1			1				1	7
c) kl. Kurvatur	2		1			2	1	1		7
d) Hinterwand	1					1	1		1	4
e) gr. Kurvatur	1	1			1					3
2. Duodenum	2	3							2	7
3. Blinddarm	4	1								5
4. Rectum	2			1						3
5. Coecum							1			1
6. Dünndarm				1						1
7. Dickdarm	1									1
8. Herz				1					1	2
9. Trachea	6	2	3				1		1	13
	30	8	6	3	2	3	5	1	7	65

Die sogenannten „subendokardialen" Blutungen, die WANKE beschrieben hat, sind in der Versuchsreihe auch aufgetreten. Sie waren mit Blutungen in anderen Organen vergesellschaftet. Bei diesen Blutungen handelt es sich um makroskopisch sichtbare streifenförmige Blutungen im Endokard, die im Mikroskop als Blutaustritte zwischen die intakten Muskelfibrillen imponieren (Abb. 19).

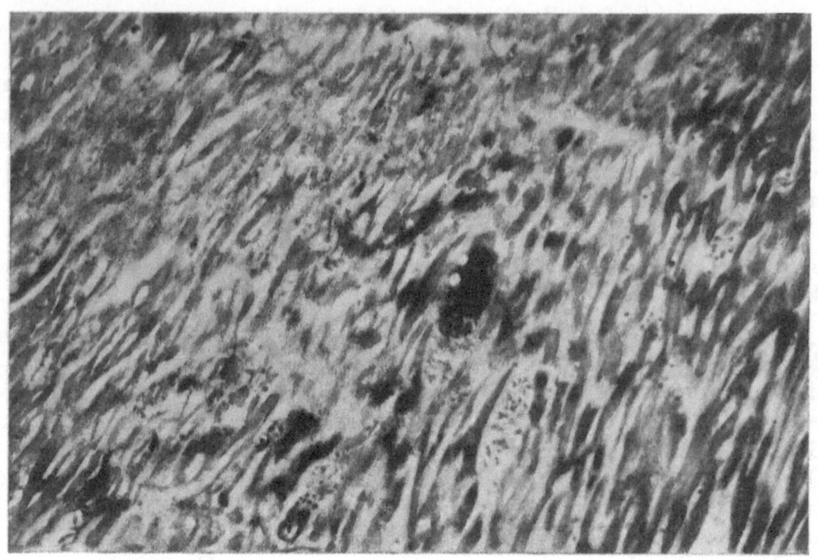

Abb. 19. Blutungen zwischen die intakten Muskelfibrillen des Herzmuskels

9. Überlebenszeit der Tiere mit Magen-Darm-Blutungen

21 von den 107 Tieren, bei denen es nach der Operation zu Magen-Darm-Blutungen gekommen war, sind verendet. Bei 15 Tieren, die in

Tabelle 11. *Überlebenszeit der Tiere mit*
akuten Magen-Darm-Blutungen

	Verendete Tiere	in Narkose obduzierte Tiere
Operationstag	2	
1. Tag	2	1
2. Tag	4	1
3. Tag	3	
4. Tag		1
5. Tag		
6. Tag	1	1
7. Tag	2	
1.—2. Woche	3	4
2.—3. Woche	2	2
3.—4. Woche		
4.—8. Woche	1	
später	1	5
	21	15

Narkose obduziert wurden, sind Magen-Darm-Blutungen gefunden worden. Die Tiere sind zum Großteil in der ersten Woche verendet, aber auch zum Teil nach dieser Zeit (Tab. 11).

10. Kombination von Hirnschädigungen mit vorherigen Vagusdurchschneidungen

Bei 13 Tieren wurde vorerst eine einseitige Vagusdurchschneidung durchgeführt und anschließend eine Hirnschädigung gesetzt. Nach diesen Eingriffen waren auch Magen-Darm-Blutungen zu sehen (Tab. 12).

Tabelle 12. *Häufigkeit der Lungen- und Magen-Darm-Blutungen nach Hirnschädigungen und vorherigen Vagusdurchschneidungen*

Art des Eingriffs	2. Op.	Tod	Lungenbefunde		Magen-Darm-Befunde
			stark	gering	
Injektionen 3. Ventrikel	7. Tg.	1,5 Std.	1		Fundus
Injektionen 3. Ventrikel	7. Tg.	1,5 Std.		1	
Injektionen 3. Ventrikel	6. Tg.	1. Tg.		1	
Injektionen 3. Ventrikel	6. Tg.	4. Tg.	1		Perforation
Injektionen 3. Ventrikel	7. Tg.	19. Tg.		1	
Gyrus cinguli-Verk.	8. Tg.	12. Tg.		1	Rectum u.
Gyrus cinguli-Verk.	8. Tg.	3. Tg.			Duodenum
Gyrus cinguli-Verk.	22. Tg.	2. Tg.			
Laminariakugeln	28. Tg.	8. Tg.		1	
Laminariakugeln	3. Wo.	4. Tg.	1		Perforation
Laminariakugeln	20. Tg.	3. Tg.		1	Perforation
Laminariakugeln	20. Tg.	5. Wo.	1		
Laminariakugeln	23. Tg.	7. Tg.		1	

Es zeigte sich weiter, daß auch die Lungenblutungen nach den Vagusdurchschneidungen aufgetreten sind. Vier von 14 Tieren boten bei der Obduktion erhebliche Lungenblutungen, 8 nur geringe Veränderungen. Eine Seitendifferenz konnte nicht festgestellt werden. In einem Fall ist es zu Schleimhautblutungen im Fundusbereich, in einem anderen zu solchen im Rectum und Dünndarm gekommen.

11. Partielle und totale Rückenmarkverletzung

In den 3 Fällen totaler Rückenmarkverletzungen wurden in einem Falle geringe „subpleurale" Lungenblutungen, aber in keinem Falle Magen-Darm-Blutungen gefunden. Bei drei Tieren ist es nach Aludrox-Trypanblau-Injektionen in die Cisterna magna zu vehementen Reaktionen gekommen. Die Kaninchen verendeten in der Nacht nach dem Eingriff. Bei der Obduktion wurden in allen 3 Fällen Defekte im Bereich des hohen Halsmarkes gefunden. Die Injektionen sind wenigstens zum Teil in das Mark gespritzt worden. Diese partiellen Rückenmarkschädigungen haben in 2 Fällen zu erheblichen Lungenödemen geführt, die in kurzer Zeit aufgetreten sind. Im 3. Fall waren die Lungenveränderungen gering.

Magen-Darm-Blutungen sind außer einer Fundusperforation nicht aufgetreten.

12. Magenperforationen im Fundusbereich

Die Tiere, bei denen es zu Magenperforationen im Fundusbereich gekommen ist, müssen gesondert besprochen werden.

Relativ häufig sind Perforationen bei Meerschweinchen nach Ischiadicusdurchschneidungen (4) und bei Kaninchen nach Vagusdurchschneidungen und Einlage eines Laminariastiftes aufgetreten. Sonst sind Perforationen in der Versuchsreihe nur vereinzelt zu beobachten gewesen.

Da auch bei Austritt des Mageninhaltes in die freie Bauchhöhle in einigen Fällen keine Gewebsreaktion des Peritoneums zu sehen war und die Perforationsstelle immer am Magenfundus gefunden wurde, mußte an postmortale, autolytische Veränderungen in erster Linie gedacht werden. Auch die Tatsache, daß eine Perforation nur in den Fällen zu sehen war, die verendet sind, sprach für diese Ansicht. Auffallend erschien lediglich, daß 2 Fälle, die getötet wurden und spätestens 1 Std. nachher zur Obduktion kamen, auch Fundusperforationen gezeigt haben.

Die 10 Fälle, bei denen es zu Fundusperforationen gekommen ist, haben wir von der Statistik ausgeschlossen, obwohl in einem Falle am Rande der Perforation Schleimhautblutungen zu sehen waren.

Bei den demonstrierten Beispielen, deren makroskopische und mikroskopische Befunde wir verwendet haben, handelt es sich um folgende Tierexperimente:

Bei dem Kaninchen 2942/43 hatten wir am 3. 7. 61 um 9 Uhr 1 Tropfen Aludrox-Trypanblau-Gemisch in die Cisterna magna injiziert.

Am 4. 7. 61 um 8.30 Uhr wurde das Tier nach i.v. Nembutalnarkose (2 ccm) obduziert. Beide Lungen waren deutlich schwerer und voluminöser als normal. Sie waren im ganzen Ober- und Unterlappen bds. gleichmäßig rötlich verfärbt. Aus der Trachea ließ sich hellrote schaumige Flüssigkeit ausdrücken. Die Trachealschleimhaut war besonders zwischen den Knorpelringen rötlich verfärbt, sonst aber blaß. Im Bereiche des Magen-Darm-Traktes fanden wir keine Blutungen, die Schleimhaut war intakt. Im Bereiche des Halsmarkes (Injektionsstelle) fanden wir eine ausgedehnte Verletzung des linken Vorderseitenstranges. Die histologische Untersuchung der Lungen zeigte ein akutes Lungenödem mit Serum- und Blutaustritten in die Alveolen. Die Alveolarräume waren oben zum Großteil noch erhalten. Die Alveolarwände zeigten sich nur stellenweise verdichtet (s. Abb. 10).

Das Kaninchen 2609/10 wurde am 21. 11. 60 operiert. In Höhe D5 wurde die paravertebrale Muskulatur links abgeschoben und der Bogen dargestellt. Nach Entfernung des Halbbogens links wurde die Dura sichtbar. Nach einer Injektion von 0,2 ccm Aludrox in den Epiduralraum wurde die Wunde geschlossen. Am folgenden Tag bestand eine komplette Querschnittslähmung, doch wurde die Blase entleert. Am 7. 12. 60 wurde das Tier durch bds. Carotisdurchschneidung getötet.

Bei der Obduktion zeigte sich das Brustmark über mehrere Segmente erweicht. Es bestand eine lokale Abszedierung im Injektionsbereich. Die Lungen waren von roten Flecken bds. übersät (s. Abb. 7), es zeigte sich aber eine Konfluenz der Herde.

An den übrigen inneren Organen, besonders am Magen-Darm-Trakt, fanden wir keinen abnormen Befund. Die histologische Untersuchung der Lungen zeigte stellenweise Gefäßerweiterungen und umschriebene, pleuranahe Blutaustritte in die Alveolen.

Bei dem Kaninchen 2792/93 führten wir am 9. 3. 61 eine Injektion von Aludrox in die basalen Hirnteile in Höhe des Chiasmas aus.

Am 13. 3. 61 wurde das Tier tot im Stall gefunden. Bei der Obduktion fanden wir die Lunge bds. erheblich verändert. Die Oberfläche war dunkelrot gefärbt (Abb. 8). In der Trachea war die Schleimhaut diffus rot. Im Bereiche der kleinen Kurvatur fanden sich vorwiegend auf den Rücken der Schleimhautfalten stecknadelkopfgroße Herde. In der Schleimhaut pylorusnahe waren grobere bräunliche Flecken sichtbar. Ähnliche Flecken waren auch an kardianahen Bezirken zu sehen (Abb. 15). Die Gefäße im Bereiche des Duodenums waren makroskopisch sichtbar erweitert. An der Basis des Gehirns kam knapp neben dem Chiasma eine braune Vorwölbung zur Darstellung, die der Injektionsstelle entsprach (Abb. 9). Die histologische Untersuchung der Lungen zeigte alle Symptome des hämorrhagischen Ödems mit Blutfülle der Gefäße und Austritten von Bestandteilen des Blutes in Alveolen. In der Submucosa der Trachea kamen große Gefäße zur Darstellung, die Lacunen bildeten (Abb. 12). Im Bereiche des Magens, vorwiegend in pylorusnahen Bezirken, waren große Gefäße sichtbar, die durch die Schleimhaut zogen und an der Basis der Schleimhaut und in der Submucosa große Gefäßerweiterungen und Blutungen zeigten. An den übrigen Organen war kein sicher pathologischer Befund zu erheben.

Dem Kaninchen 2944/45 wurde am 3. 7. 61 ohne Narkose 1 Tropfen Aludrox-Trypanblau-Gemisch in die Cisterna magna injiziert. Am 6. 7. 61 wurde das Tier morgens tot im Stall gefunden. Bei der Obduktion waren die Lungen deutlich schwerer als normal: links 10 g, rechts 18 g und voluminöser. Die Pleura war bds. rot verfärbt. Aus den Bronchien und der Trachea ließ sich eine hellrote, schaumige Flüssigkeit ausdrücken (Abb. 16). Die Trachealschleimhaut war stellenweise gerötet. Im pylorusnahen Abschnitt des Magens fanden sich drei umschriebene, ausgestanzte Defekte, deren Grund gerötet war (Abb. 16). Am Fundus war die Schleimhaut von punktförmigen, bräunlichen Flecken übersät.

An den anderen inneren Organen war kein sicher pathologischer Befund zu erheben. Die feingewebliche Untersuchung der Lungen zeigte erhebliche Blutfülle der gesamten Lunge, massenhaft Blutaustritte und Blutfülle der Gefäße. Das Alveolarsystem war zum Großteil von Blutbestandteilen ausgefüllt (Abb. 11). Im Bereiche der makroskopisch sichtbaren Schleimhautdefekte waren histologisch große, von der Schleimhautoberfläche bis zur Basis ziehende Gefäße, die mächtig erweitert waren, erkennbar. Das Drüsengewebe zeigte sich an dieser Stelle erniedrigt und gelichtet (Abb. 14). In der Submucosa der Trachea stellten sich im feingeweblichen Bild große Gefäße dar, die Lacunen bildeten.

Das Kaninchen 2821/22 wurde am 13. 4. 61 ohne Narkose rechts am Hals vagotomiert. Bei normalem Verlauf injizierten wir am 19. 4. 61 in den Bereich des 3. Ventrikels basisnahe in Chiasmahöhe 2 Tropfen eines Aludrox-Trypanblau-Gemisches. Am Morgen des folgenden Tages wurde das Tier verendet im Stall gefunden. Bei der Obduktion fand sich der Magen im Fundusbereich perforiert. In der Umgebung der Perforationsstelle war die Magenwand hauchdünn (Autolyse?). Die Lunge zeigte eine kleinfleckige rote Verfärbung bds. (Abb. 4). Im Bereiche der Bifurkation war die Trachealschleimhaut gerötet.

Die übrigen inneren Organe zeigten keinen sicheren pathologischen Befund. An der Hirnbasis kam die Injektionsstelle neben dem Chiasma gut zur Darstellung (Abb. 4 u. 5). Die feingewebliche Untersuchung der Lungen ergab umschriebene pleuranahe Blutaustritte in die Alveolen, bei normalem Lungengewebe in die Umgebung (Abb. 6).

Das Kaninchen 2729/30 wurde am 30. 1. 61 am Halse sympathektomiert. Dabei wurde auch das Ganglion stellatum von oben exstirpiert. In der Nacht zum 3. 2. 61 war das Tier verendet. Bei der Obduktion fanden sich im linken Unterlappen nur am Rande Verfärbungen der Oberfläche, der rechte Unterlappen war fleckig gerötet. Ein Pleuraerguß fand sich nicht.

In der Magenschleimhaut waren pylorusnahe zwei rote Flecken und an der Magenhinterwand eine große Blutung in die Submucosa sichtbar. Die histologische Untersuchung der Lunge zeigte besonders im linken Unterlappen eine diffuse Blutfülle der Gefäße mit Blutaustritten in die Alveolen. Im Bereiche des Pylorus waren große erweiterte Gefäße in der Schleimhaut sichtbar, die bis zur Schleimhautbasis zu verfolgen waren. In der Magenhinterwand war es zu einer Blutung in die Submucosa gekommen. An einer anderen Stelle der Hinterwand fanden wir lediglich capillare Gefäßerweiterungen nahe den Schleimhautspitzen, die als Nester imponierten und das Drüsengewebe kolbenförmig verdrängten (Abb. 13).

4*

Bei dem Kaninchen 2862/63 wurde am 5.5.61 in Nembutalnarkose (2 ccm i.v.) rechts der Thorax eröffnet. Es war hörbar Luft angesaugt worden. Am folgenden Tage wurde das Tier tot im Stall aufgefunden. Bei der Obduktion fanden sich beide Lungen rot gefärbt. Im Endokard fielen streifenförmige Blutungen auf. Der Magen stand im Fundusbereich knapp vor der Perforation. In Pylorusnähe war die Magenschleimhaut rötlich gefärbt, jedoch kein Schleimhautdefekt sichtbar. Im Fundusbereich erschien die Schleimhaut diffus injiziert. Bei der histologischen Untersuchung der Lunge fiel eine Blutfülle des Organs auf. Die Alveolen waren stellenweise nicht mehr sichtbar (Atelektase?). Dieser Befund war rechts stärker als links. In der Magenschleimhaut pylorusnahe stellten sich große Gefäße in der Schleimhaut und in der Submucosa dar. Auch im Fundusbereich war ein großes Gefäß durch die Schleimhaut zu verfolgen. Im Endokard zeigten sich die Gefäße gefüllt. Zwischen den intakten Muskelfibrillen waren über einen großen Bezirk Erythrocyten sichtbar, eine subendocardiale Blutung (Abb. 19).

F. Besprechung

I. Zusammenfassung der Befunde

1. Nach Aludrox-Trypanblau-Injektionen in die Umgebung des 3. Ventrikels, nach Hirnschädigungen im Bereich der Mandelkerne und nach Injektionen in die Cisterna magna ist es in einem gewissen Prozentsatz zu Blutungen in der Lunge und in der Schleimhaut des Magen-Darm-Traktes gekommen. Nach Hypothalamusschädigungen und nach Injektionen in die Cisterna magna waren die pathologisch-anatomischen Befunde sowohl der Lungen als auch des Magen-Darm-Traktes deutlich häufiger als nach Eingriffen in andere Bezirke des ZNS.

In der Versuchsreihe von 107 Tieren wurden in 53 Fällen (49%) erhebliche, in 27 Fällen (25%) geringe Lungenbefunde erhoben. Schleimhautblutungen im Magen-Darm-Trakt sind in 36 Fällen (33%) beobachtet worden. Nach vorheriger einseitiger Vagusdurchschneidung wurden bei einigen Tieren nach größerer Hirnschädigung beiderseits dieselben Lungenveränderungen festgestellt, so daß der Vagus in der Entstehung des Lungenödems keine Rolle zu spielen scheint. Partielle Rückenmarkverletzungen führten öfter als totale Durchtrennungen zu Lungenblutungen.

Die meisten Tiere kamen in der ersten Woche nach dem Eingriff ad exitum, aber eine nicht unbedeutende Zahl überlebte die erste Woche. Innerhalb der ersten 24 Std. nach der Operation ist es in unseren Fällen zwar bei einigen Tieren zu Lungenödemen, nicht aber zu Magen-Darm-Blutungen gekommen. Die Magen-Darm-Blutungen wurden in keinem Falle ohne Lungenblutungen gesehen. Lungenödeme oder Blutungen waren öfter allein zu sehen. Diese Beobachtungen sprechen für die Vermutung, daß das Lungenödem in der Entstehung der akuten Magen-Darm-Blutungen zumindest mitverantwortlich ist und vor diesen auftritt.

Besonders häufig ist es nach Hypothalamusverletzungen (23 Tiere) zu Lungenödemen (18 Tiere) und Schleimhautblutungen des Magen-Darm-Traktes (16 Tiere) gekommen. Auch nach Injektionen von Aludrox-Trypanblau in die Cisterna magna (9 Fälle) ist das „Syndrom" der akuten Magen-Darm-Blutungen (3 Fälle) und der Lungenödeme (6 Fälle) relativ häufig aufgetreten. Für die wichtige Rolle des Lungenödems in der Entstehung der akuten Magen-Darm-Blutungen sprach auch die Beobachtung derselben Schleimhautblutungen im Magen-Darm-Trakt nach Anlegen eines ein- oder beidseitigen Pneumothorax. Auch in diesen Fällen ist es, allerdings ohne Schädigung des ZNS, zu einem „Schocksyndrom" gekommen. Im Rahmen der Durchblutungsstörungen des Magen-Darm-Traktes und der Lungen kam es auch in einigen Fällen zu ähnlichen Blutungen in die Schleimhaut der Trachea und des Herzmuskels.

Der Vorgang, der in der Lunge und im Magen-Darm-Trakt eintritt, kann offenbar auch in gleicher Weise in anderen Organen zum Ausdruck kommen. Das weist darauf hin, daß es sich um einen generalisierten Vorgang handelt.

2. Bei den Durchblutungsstörungen der Lunge handelte es sich makroskopisch um anfangs hellrote Flecken, die über alle Lungenlappen gleichmäßig verteilt waren. Die Oberlappen zeigten sich öfter und vor allem früher beteiligt. Die punktförmigen Blutungsherde, die durch die intakte Pleura sichtbar waren („subpleurale Blutungen"), konfluierten in einem späteren Stadium zu großflächigen, rot gefärbten Herden, die in kurzer Zeit, ohne Rücksicht auf die Lappengrenzen, die ganze Lunge eingenommen haben. In Stunden konnte manchmal die ganze Lunge dunkelrot verfärbt gefunden werden.

Das Gewicht der Lunge hat in diesen Fällen deutlich zugenommen und oft das doppelte und dreifache Gewicht erreicht. Aus den Bronchien konnte man hellrote, schaumige Flüssigkeit ausdrücken.

Mikroskopisch zeigten sich die Lungengefäße maximal gefüllt, anfangs nur an umschriebenen Stellen, später im Bereich der ganzen Lunge. In gleicher Weise waren zuerst nur in wenigen Alveolen Serum oder Blutkörperchen zu sehen, in einem späteren Stadium überschwemmten die Blutbestandteile die Lunge geradezu. Man hatte den Eindruck, daß die vollgelaufenen Alveolen ganzer Lungenlappen zu einer erheblichen Einschränkung der Atemfläche führen mußten.

In 36 Fällen ist es bei maximaler Blutfülle der Lungengefäße mit Austritt von Serum und Blutbestandteilen in die Alveolen auch zu Schleimhautblutungen im Magen-Darm-Trakt gekommen. Makroskopisch imponierten diese Schleimhautblutungen anfänglich als rote, punktförmige Flecken, die auf den Rücken der Schleimhautfalten lokalisiert waren. Die Schleimhautoberfläche zeigte sich aber dabei noch intakt.

In kurzer Zeit entstanden streifenförmige Blutungen und später umschriebene, ausgestanzte Schleimhautdefekte, aus denen es in den Magen-Darm-Trakt geblutet hat. Mikroskopisch waren in der Schleimhaut des Magen-Darm-Traktes anfänglich erweiterte Gefäße zu sehen, die sich nicht nur im Bereich der Venolen, sondern auch der Capillaren ausdehnten. In einem späteren Stadium konnte dieselbe Gefäßweitstellung und Ansammlung von Blutbestandteilen in den von und zur Basis ziehenden Gefäßen beobachtet werden. Die im Bild vorwiegend dargestellten roten Blutkörperchen befanden sich in einem Zustand der Aggregation (Sludge bzw. Stase). In einigen Fällen ist es zu Schleimhautdefekten bei den bestehenden Durchblutungsstörungen gekommen. An diesen Stellen haben die maximal weiten Gefäße frei im Darmlumen geendet.

II. Deutung der Befunde

Es handelt sich bei der Entstehung der akuten Magen-Darm-Blutungen und des Lungenödems nach unseren Befunden nicht um die Auswirkung eines besonderen neurogenen Mechanismus, sondern um die Folgen eines generalisierten Schockzustandes. Auch die Vermutung, daß es sich bei den Lungenödemen unserer Versuchsreihe lediglich um „agonale" Veränderungen handelt, konnten wir durch die eindeutigen Befunde der Tiere, die noch in gutem Zustand in Narkose obduziert wurden, entkräften.

Es lassen sich zwei Arbeitshypothesen für die Deutung dieser Krankheitsbilder aufstellen.

1. Die Deutung, der ich den Vorzug geben würde, ist folgende: Durch die umschriebenen Hirnschädigungen, besonders im Bereiche des Hypothalamus, aber auch des 4. Ventrikels kommt es zum „neurogenen" Schock, der zur arteriellen und venösen Vasoconstriction führt und damit zu einem erhöhten Blutnachschub zum rechten Herzen, gleichzeitig aber auch durch Widerstandserhöhung in der Peripherie zur Minderung des Auswurfes aus dem linken Herzen. Die Folge davon ist eine Überfüllung des kleinen Kreislaufes, die zum Lungenödem und schließlich zu Lungenblutungen führt. Zur Hypoxydose im Magen-Darm-Trakt, die durch Vasoconstriction bedingt ist, tritt nun in Form des Lungenödems eine generalisierte Hypoxie, die die Hypoxydose im Magen-Darm-System so verschärft, daß es in diesem Gewebsbereich zu Gefäßparalysen und Schleimhautzerstörungen kommt.

2. Eine andere Arbeitshypothese, die sich aus Untersuchungen des hiesigen physiologischen Instituts ergeben hat (persönliche Mitteilung von M. SCHNEIDER) und erst in nächster Zeit veröffentlicht werden soll, ist folgende: Bei schweren Gewebsverletzungen, besonders aber bei Verletzungen des Gehirns, kommt es zur Freisetzung von Gewebsthrombokinase. Diese führt zwar noch nicht zur Blutgerinnung bzw. Thrombose, wohl aber zur Aggregation von Thrombocyten, unter Umständen gleichzeitig mit Leukocyten. In weiterer Folge tritt auch eine erhöhte Aggregationsneigung der Erythrocyten dazu. Durch diese Thrombocytenaggregation kommt es zu einer multiplen Embolisierung kleinster Gefäßverzweigungen. Das betrifft in erster Linie die Lunge, weil es das erste von den kleinen Aggregaten passierte Gefäßgebiet ist, dann aber auch den Magen-Darm-Trakt, die Niere und die Haut, weil hier durch Kontraktion der vorgeschalteten Arterien im Schock der Durchströmungsdruck und die Strömungsgeschwindigkeit besonders stark herabgesetzt

sind, und erst in letzter Linie alle übrigen Gefäßgebiete, wie das Herz, die Trachea u. a.

Der erste Vorgang ist danach eine Mikroembolisierung (mit konsekutiver Hypoxydose und Zentralisation), die zum Teil, solange das Druckgefälle ausreicht, noch gelöst werden kann, die aber durch zusätzliche Aggregation der Erythrocyten verschärft wird. Nach einem Stadium, das etwa dem von KNISELEY (1945) beschriebenen Bild des „sludge" entspricht, kommt es schließlich zu Prästase und Stase, d. h. zu Plasmaaustritten und damit sekundär zu einem zusätzlichen Volummangel.

Die schwere Hypoxydose, hervorgerufen durch die Mikroembolisierung, führt weiter zu den oben beschriebenen Lungenödemen und den akuten Magen-Darm-Blutungen. Bei dieser Deutung wären also das Lungenödem und die Magen-Darm-Blutungen einander nicht nach-, sondern beigeordnet. Die häufigere Lokalisation in der Lunge wird dadurch gedeutet, daß sie als erstes Organ als „Filter" wirkt.

III. Besonderheiten des Lungenkreislaufes

Die Lunge gehört mit dem rechten Herzen zum Niederdrucksystem, das von den Capillaren des großen Kreislaufs bis zum linken Ventrikel reicht. Die Entstehung des Lungenödems auf der Basis kardialer und renaler Erkrankungen ist bekannt und oft von bedeutenden Autoren beschrieben worden (ROSSIER, BÜHLMANN und WIESINGER 1956, KNIPPING, BOLT, VALENTIN und VENRATH 1955, KNIPPING 1935, ALTSCHULE 1954, EPPINGER 1938 u. v. a.).

Das Lungenödem, das nach Hirnschädigungen auftritt, ist nach der neuen Deutung nicht „neurogen" ausgelöst, sondern eine Folge des Schocks.

1. Allgemeine Kreislaufstörungen im Schock

Wegen der differentialdiagnostischen Schwierigkeiten der Schockformen ist die Einteilung nach ihrer Ätiologie vorgenommen worden. Der hämorrhagische Schock ist zu Versuchszwecken wegen seiner genauen Dosierbarkeit herangezogen worden. Der traumatische Schock beinhaltet alle Schockformen, die mit einer Verletzung einhergehen, ohne zu einem größeren Blutverlust zu führen. Als Untergruppe des traumatischen Schocks wird deshalb der primäre neurogene Schock, der Hirnschädigungen folgt und den wir bei unseren Versuchen verwendet haben, bezeichnet. Außerdem unterscheiden wir einen Verbrennungsschock, Schock bei Erfrierungen und bei Infektionen, einen anaphylaktischen Schock, einen Endotoxinschock usw. Die akute arterielle Hypotonie ist nicht das Charakteristikum des Schocks, wie RUSHMER, CITTERS und FRANKLIN (1962) angenommen haben.

Es ist bekannt, daß die Herabsetzung des Blutdrucks gerade in dem entscheidenden Anfangsstadium ein unverläßliches Kriterium des Schocks ist (NICKERSON 1962, SCHNEIDER 1961, TÖNNIS und FROWEIN

1959). Die akute Erniedrigung des Herzminutenvolumens ist das einzige allen Schockformen gemeinsame Leitsymptom. Klinisch ist dieses wichtige Symptom heute noch am Krankenbett leider nicht faßbar, sondern man ist auf die wechselnden Einzelsymptome des Schocks angewiesen (M. SCHNEIDER 1961).

In den geschilderten Experimenten wurde ein primärer neurogener Schock erzeugt. Da der primäre neurogene Schock eine andere Ätiologie als die anderen Schockformen hat, sind die Ergebnisse anderer Schockformen nur zum Teil auf unsere Ergebnisse übertragbar. Beim primären neurogenen Schock handelt es sich um einen normovolämischen Schock, während der Entblutungsschock einen sogenannten hypovolämischen Schock darstellt. Je nach der speziellen Ätiologie des Schockzustandes stehen verschiedene Mechanismen für die Ausbildung der kritischen Mangeldurchblutung der Kreislaufperipherie im Vordergrund.

Beim traumatischen, besonders aber beim neurogenen Schock, kommt es zu einer ausgeprägten vasoconstrictorischen Kreislaufreaktion, die den arteriellen Mitteldruck trotz erheblicher Verkleinerung der kardialen Förderleistung und des venösen Rückstroms nur gering absinken läßt, in manchen Fällen sogar hypertone Reaktionen hervorrufen kann. DUESBERG und SCHROEDER (1944) haben diesen Zustand hämodynamisch analysiert und als „Kreislaufzentralisation" bezeichnet.

Die sympathisch-arterenergisch ausgelöste Vasoconstriction beschränkt sich aber nicht nur auf das arterielle System, sondern erstreckt sich auch auf das Venensystem, dessen Wandspannung für den venösen Rückstrom zum Herzen und damit für die Hämodynamik des Schocks von Bedeutung ist (FOLKOW 1959).

Auch GREGG (1962) betonte, daß beim peripheren Kollaps nicht nur die Arteriolen, sondern auch die Venolen von Bedeutung sind.

TÖNNIS und FROWEIN (1959) sowie FROWEIN und BRILMAYER (1959) haben gezeigt, daß sich bei schweren Schädelhirntraumen im akuten Stadium eine Kreislaufzentralisation entwickelt (GERSMEYER 1961).

Ausgenommen von der Vasoconstriction sind das Herz, das Gehirn und, mit Ausnahme des anaphylaktischen Schocks, auch die Lunge. Hier handelt es sich um regulierte, nicht um regulierende Organkreisläufe (M. SCHNEIDER 1961).

2. Spezielle Kreislaufstörungen im Schock

Im hämorrhagischen Schock ist der Lungenkreislauf blutarm gefunden worden (MOON 1938, WIGGERS 1950). In unseren Fällen haben wir im Gegenteil eine maximale Blutfülle der Lungengefäße gesehen. BUCHBORN (1960) ist der Meinung, daß die Blutarmut der Lunge im hämorrhagischen Schock noch keinen sicheren Rückschluß auf eine Beteiligung der Lungengefäße an einer allgemeinen Vasoconstriction gestatte. Spirometrische Untersuchungen im Schock (traumatisch) haben eine Atemfrequenzsteigerung und Vertiefung der Atmung gezeigt, die im Laufe des Schocks mit seiner Tiefe zugenommen haben (RICHARDS 1943/44, COURNAND und Mitarb. 1953). Diese Störungen hat auch FRO-

WEIN (1962) bei schweren Schädelhirnverletzungen registriert. Wir sahen in unseren Fällen nach den Injektionen regelmäßig eine Atembeschleunigung auftreten.

Bei einem bestehenden Lungenödem kann die Atemfrequenzsteigerung über eine Verminderung der Atemfläche durch die Blutfülle der Lunge, nicht aber als Folge direkter zentraler Reizung entstanden sein. Dadurch wäre verständlich, daß sich ein gesteigerter Atemrhythmus eines Hirnverletzten nach Gaben von Narkotica wieder normalisiert. Das Atemzentrum scheint in dieser Situation noch nicht beteiligt zu sein. Das Narkoticum beseitigt die Kreislaufzentralisation und führt zur Entlastung des Lungenkreislaufs.

Nicht nur nach Traumen und Hirnoperationen (OSBORN 1943 und BENASSI 1937), sondern auch beim hämorrhagischen Schock sind eindeutig Lungenödeme nachgewiesen worden, so daß derselbe hämodynamische Mechanismus auch beim hämorrhagischen, also hypovolämischen Schock einzutreten pflegt. EATON (1947) hat beim Entblutungsschock kurzfristig Lungenödeme gesehen. Die Lungenödeme beim traumatischen und primären neurogenen Schock sind wahrscheinlich deshalb, weil es sich um normovolämische Schockformen handelt, beständiger und auch über längere Zeit zu verfolgen, wie sie in den Fällen unserer Versuchsreihe zu sehen waren.

Die Kongestionen scheinen mit dem Ausmaß der hämodynamischen Störungen in Form des gesteigerten Sympathicotonus der Kreislaufzentralisation parallel zu verlaufen.

In unserer Versuchsreihe haben wir das in Minuten auftretende Lungenödem, besonders nach Injektionen in die Cisterna magna, gesehen, während in anderen Fällen, besonders nach Hypothalamusverletzungen, das Lungenödem langsamer, innerhalb von Stunden und Tagen auftrat, aber — und dadurch unterschied es sich vom sogenannten „akuten" Ödem — mehr mit Austritt von Blutbestandteilen in die Alveolen einhergeht.

Man kann vorläufig zwei Arten des „neurogenen" Lungenödems unterscheiden:

a) Das „akute" Lungenödem, das in Minuten nach dem Schockbeginn auftritt und durch Serumaustritte in die Alveolen ausgezeichnet ist;

b) Das „hämorrhagische" Lungenödem, das sich in Stunden und Tagen entwickelt und vorwiegend durch Austritte von Blutbestandteilen in die Alveolen gekennzeichnet ist.

Es ist möglich, daß es sich lediglich um verschiedene Stadien desselben Lungenödems handelt. Sicher ist, daß nach einem akuten Ereignis, insbesondere nach einer Hirnschädigung im Bereich des 3. Ventrikels oder der Cisterna magna, ein Lungenödem auch über Wochen bestehen kann.

Auf dem Boden einer Durchblutungsstörung der Lunge im Sinne von Kongestionen bis zu Blutungen können sich anscheinend auch sekundäre Erkrankungen, wie Pneumonien oder bronchopneumonische Infiltrationen entwickeln, wie wir sie in den Obduktionsbefunden unserer eigenen und der im Schrifttum mitgeteilten Fälle akuter Magen-Darm-Blutungen oft gesehen haben. Verständlicherweise treten diese sekundären Erkrankungen nach einer Operation später auf.

Auch die Überlebenszeit mehrerer Tiere Wochen nach der Operation bei bestehendem Lungenödem und Magen-Darm-Blutungen sprechen dafür, daß der Sauerstoffmangel im Schock auch langsam vor sich gehen kann, d. h. daß es ein „chronisches Schockstadium" gibt. Durch die verschärfte Hypoxie der Zentren wird die Zentralisation des Kreislaufs weiter verstärkt. Die Vasoconstriction nimmt in diesem Stadium, besonders im Bereich des Venensystems (FOLKOW 1959), solche Ausmaße an, daß der Blutrückfluß zum Herzen zusätzlich vermindert und die Hypoxydose der Zentren verstärkt wird (M. SCHNEIDER 1961).

Die Sauerstoffverarmung nimmt bei bestehendem Lungenödem deshalb so rasch zu, weil das Lungenödem die Kreislaufzentralisation und die Kreislaufzentralisation das Lungenödem verstärkt. Dieser Circulus vitiosus, der auch beim Entblutungsschock eintritt, führt ohne Therapie bald zu irreversiblen Schäden.

An der Irreversibilität des Schocks ist aber auch das Herz beteiligt. So kann es die von ihm verlangte Mehrleistung in der Erholungsphase (nach Reinfusion beim Entblutungsschock) nicht mehr leisten und versagt (M. SCHNEIDER 1961). Erfahrungsgemäß sinkt die Hirndurchblutung bei Hypoxie erst spät ab. Bei schwerer Hypoxie aber kommt es mittels der Blutdrucksenkung zur sekundären Hirnischämie. Bei Sauerstoffmangel steigt die Hirndurchblutung zuerst steil an und sinkt nach einer gewissen Zeit steil ab. Die schwere Hypoxämie führt gewöhnlich dadurch zu Schäden, daß sie von einer sekundären Ischämie gefolgt ist (Rückatmungsversuche von OPITZ und SCHNEIDER 1950).

Im Unterschied zu den Durchblutungsstörungen des Magen-Darm-Traktes kommen die Lungenblutungen und Ödembildungen im Experiment so oft vor, daß man, besonders bei ausgedehnteren Hirnverletzungen, diese pulmonalen Komplikationen in der Klinik viel öfter erwarten müßte, als bei diesbezüglichen klinischen Nachuntersuchungen angegeben wurde (R. SCHNEIDER 1957, FROWEIN 1958, LEVEN 1961, SERGUIEVSKI und PESKOV 1958, MAYER 1958, BOLAND und SHERET 1928, MOON 1938, MANDL 1953 und NITTNER 1958).

Ein Grund ist, daß die klinische Symptomatik der Magen-Darm-Blutungen vehementer abläuft und in jedem Fall sichtbar wird, während die Lungenblutungen klinisch nur Kreislaufsymptome bieten, die routinemäßigen klinischen Untersuchungen verborgen bleiben können. Auch Blutdruckänderungen können bei den Kreislaufumstellungen, die im Schock nach Hirnverletzungen auftreten, fehlen. Änderungen der Atemfrequenz könnten Hinweise geben.

Von röntgenologischer Seite wurden Schritte zur Frühdiagnose des Lungenödems von BUCHTALA (1950), FLEISCHNER (1936), FRIEDMANN und SCHMIDT-WITTKAMP (1958) unternommen. Das gesetzmäßige Auftreten des Lungenödems und auch der Magen-Darm-Blutungen im Tierexperiment mit ihren schweren Folgen, besonders bei Hirnverletzungen, berechtigt zu einem eindringlichen Hinweis auf diese Befunde.

IV. Besonderheiten des Magen-Darm-Traktes

Die in der Schleimhaut des Magen-Darm-Traktes erhobenen Befunde sind entsprechend den zwei erwähnten Deutungsversuchen verschieden aufzufassen. Nach der ersten Auffassung sind die akuten kongestiven Veränderungen in der gastrointestinalen Schleimhaut als „Schockfolge" hämodynamisch bedingt. Sie sind ein Zeichen, daß der Schock in das irreversible Stadium eingetreten ist.

Diese pathophysiologischen Vorgänge finden in den pathologisch-anatomischen Bildern, die wir am Tier gewinnen konnten, ihren Niederschlag. Wenn auch unsere Befunde nur einen Ausschnitt aus den fließenden Übergängen bringen, so zeigen sie doch den wahrscheinlichen Werdegang in den wichtigsten Stationen an.

Beim Auftreten der intestinalen Blutungen ist der Schock bereits ins irreversible Stadium übergegangen (LILLIHEI, LONGERBEAM und ROSENBERG 1962, M. SCHNEIDER 1961). Das Endstadium des Schocks, in dem es zu Stasen in den Mesenterialgefäßen kommt, geht — wie wir in den Tierversuchen gesehen haben — mit einer maximalen arteriellen und venösen Gefäßweitstellung einher. Wahrscheinlich handelt es sich dabei um eine Gefäßparalyse, die als Zeichen der Irreversibilität des Schocks aufzufassen ist. Im fortgeschrittenen Stadium sind neben den Aggregationen in den gastrointestinalen Gefäßen auch ausgestanzte Schleimhautdefekte mit blutigem Grund sichtbar, die im Mikroskop Reste der ausgedehnten mit Erythrocyten gefüllte Gefäße zeigen, die aber bei den meist umschriebenen Schleimhautnekrosen frei im Darmlumen enden. Aus den weitgestellten Gefäßen blutet es in das Darmlumen. Die in den Versuchen regelmäßige Vergesellschaftung der Lungenödeme mit den Magen-Darm-Blutungen weist darauf hin, daß die Verkleinerung der Atemfläche für die Entstehung der intestinalen Blutungen zumindest mit verantwortlich ist. Es ergaben sich auch Anhaltspunkte, daß die akuten Magen-Darm-Blutungen erst nach den Lungenödemen auftreten.

Nach der zweiten Deutung handelt es sich bei den akuten Magen-Darm-Blutungen um multiple Mikroembolien an den kleinsten Gefäßverzweigungen, die zuerst durch Thrombocyten-, später durch Erythrocytenaggregationen zur Prästase und Stase und schließlich zu Gefäßverschlüssen führen. Die Gefäßerweiterungen und die Aggregationen im Capillargebiet der Magen-Darm-Schleimhaut, die den von KNISELEY (1945) beschriebenen „sludge" entsprechen, sind nach dieser Deutung als Folge der Gefäßverschlüsse im Sinne einer Stauung aufzufassen. Die dadurch hervorgerufene Hypoxydose des Gewebes führt zu den Blutungen und Nekrosen der Schleimhaut.

V. Besonderheiten anderer Organe

In der Versuchsreihe von 107 Tieren wurden nicht nur Durchblutungsstörungen des Magen-Darm-Traktes und der Lungen beobachtet, sondern auch darüber hinaus in anderen Organen dieselben Abläufe gesehen, die eindringlich genug darauf hinweisen, daß es sich dabei um ein „generali-

siertes Syndrom" handelt. In der Schleimhaut der Trachea waren zeitweilig konfluierende, ausgedehnte Blutungen zu sehen, die die Schleimhaut diffus dunkelrot gefärbt haben. Histologisch handelte es sich um
maximal weite Gefäße, die eine Menge roter Blutkörperchen im Stadium
der Zusammenballung zeigten.

Auch diese Durchblutungsstörungen der Trachealschleimhaut sind
Folge des allgemeinen Sauerstoffmangels im langdauernden Schock. Im
Bereiche des Herzmuskels waren dieselben Befunde zu sehen. Hier zeig-
ten sich massenhaft rote Blutkörperchen zwischen normal aussehenden
Muskelfibrillen. Obwohl die Herzdurchblutung im ersten Stadium des
Schocks in der Kreislaufzentralisation durch die Weitstellung der Coronar-
gefäße ausreichend ist, kommt es dort im fortgeschrittenen Stadium des
Schocks zu hypoxischen Schäden in Form von Blutaustritten aus den
Gefäßen.

Meine Deutung ist, daß die Folgen des Lungenödems sich im fortgeschrittenen Stadium auch im Herzmuskel und der Trachea bemerkbar
machen.

Eine andere Deutung ist, daß im Herzen und in der Trachea, wenn
auch seltener, dieselben Mikrozirkulationsstörungen eintreten wie in anderen Organen.

VI. Therapeutische Schlüsse aus den experimentellen Ergebnissen

Die in den geschilderten Experimenten erhobenen Befunde im Bereich
der Lungen und des Magen-Darm-Traktes legen nahe, daß ähnliche Abläufe in der Klinik, besonders *nach schweren Schädel-Hirn-Traumen, viel
öfter vorkommen, als der Kliniker vermutet, und meist nicht oder zu spät
erkannt werden.* Auch in diesen Fällen handelt es sich um Schockfolgen.
Die gezielte Therapie der vielgestaltigen Schockfolgen setzt die Kenntnis
ihrer Pathogenese voraus.

Entsprechend den erwähnten zwei Deutungsversuchen sind auch
die aus den Befunden abgeleiteten therapeutischen Konsequenzen verschieden.

1. Wenn die erste Deutung zugrunde gelegt wird, ergeben sich folgende Gesichtspunkte:

a) Auf die bei *schweren Schädel-Hirn-Verletzungen* oft entscheidende
Tatsache der mechanischen Verlegung der Atemwege ist eindringlich
hingewiesen worden (Tönnis u. Frowein 1956, 1959, 1961, Loennecken
1959, Frowein und Brilmayer 1959 u. a.). Die schweren Folgen des
Sauerstoffmangels sind bekannt. Die Sauerstoffgabe nach der Beseiti-
gung des mechanischen Hindernisses oder der Tracheotomie hat oft eine
erstaunlich gute Wirkung gezeigt. Wenn aber trotz der Freihaltung der
Atemwege keine bessere Sauerstoffversorgung eintritt, liegt es nach den
erwähnten Versuchsergebnissen nahe, an das Vorliegen eines Lungenödems zu denken.

Das Lungenödem führt aber durch Verkleinerung der Atemfläche
auch zu einer Steigerung der Atemfrequenz und Vertiefung der Atmung.

Man wird bei solchen Atemstörungen frischer Hirnverletzter die Ursache nicht nur in zentralen Schädigungen des Atemzentrums, sondern vielmehr im Lungenödem sehen müssen. Es tritt auch nach Gaben von Narkotica deshalb eine Besserung der Atmung ein, weil keine primäre Störung des Atemzentrums vorliegt. Wahrscheinlich kommt es erst viel später, im Stadium der allgemeinen Asphyxie, zu einer Lähmung des Atemzentrums. Da das Lungenödem im Schock eine entscheidende Rolle spielt, sind therapeutische Maßnahmen, die ihm entgegenwirken, in erster Linie vordringlich.

b) Der Hauptpunkt der Therapie ist eine Abschwächung der Kreislaufzentralisation, weil dadurch auch eine Entlastung des kleinen Kreislaufes erreicht werden kann. Auf die günstige Wirkung der Ganglioplegika beim schweren Schädelhirnverletzten im Schock wurde besonders von TÖNNIS 1951, 1956, TÖNNIS und FROWEIN 1956, 1959, 1961, sowie FROWEIN und BRILMAYER 1959 eindringlich hingewiesen.

In zeitlicher Folge wird zuerst mit der intravenösen Infusion bei erhöhtem Blutdruck Trapanal, später Dolantin, Atropin und dann erst lytische Mischung (Megaphenc, Atosil, Dolantin) gegeben. Diese dämpfende Medikation geben wir aber nur bei erhöhtem Blutdruck, nicht aber bei Hypotonien, weil der weitere Blutdruckabfall lebensgefährlich würde. Wegen der ausgeprägten vasoconstrictorischen Effekte im traumatischen und primären neurogenen Schock zeigen diese Schockformen mehr als andere eine günstige Wirkung nach der Ausschaltung des Sympathicus durch Ganglioplegika, während beim hämorrhagischen Schock dadurch unter Umständen eine Verstärkung der Schockzeichen eintreten kann. Vor allem aber wird durch die vegetative Abschaltung das Blut vom kleinen Kreislauf abgezogen, was zu einer Entlastung der Lungengefäße führt, die im Zentralisationszustand maximal gefüllt sind und dadurch zum Lungenödem Anlaß geben. Die Sympathicusblockade ist bisher noch nicht unter diesem Gesichtspunkt angewandt worden.

Der Einfluß der Spinalanästhesie auf die Blutverteilung und besonders auf die Kreislaufzentralisation wurde sowohl in der Klinik als auch im Experiment festgestellt (GOLDFARB, PROVISOR und KOSTER 1939, SCHUBERTH 1936, RIVENSTINE, PAPPER und BRADLEY 1942, NYGAARD 1936, GADDUM 1936, SARNOFF und FARR 1944, SARNOFF und BERGLUND 1952).

Heute wird die Spinalanästhesie wegen der Möglichkeit der isolierten Ausschaltung des Sympathicus nur mehr selten zu diesem Zweck verwendet.

c) Die Abschwächung oder gar Behebung der Kreislaufzentralisation im Schock führt zu einer Gefäßweitstellung, die die arterielle und venöse Seite betrifft. Es ist deshalb ein zusätzlicher Volumersatz notwendig. Bei bestehendem Lungenödem aber, bzw. bei der Kreislaufzentralisation, darf keine Infusion angelegt werden. In den Fällen, die nach Hirnverletzungen eine hypertone Reaktion zeigen, ist die Infusionsbehandlung nach Abschwächung der Kreislaufzentralisation angezeigt, während in den Fällen mit hypotonen Reaktionen zuerst eine Infusionsbehandlung mit Blutdruckhebung notwendig ist. Es erhebt sich die Frage, ob der Volumersatz aus Blut bestehen soll, oder ob außer Blut niedrigmolekulares Dextran oder Periston verwendet werden soll, damit die Aggregationen, die den Hauptpunkt der zweiten Hypothese darstellen, aufgelöst werden.

2. Wenn die zweite Hypothese zugrunde gelegt wird, ergeben sich folgende Gesichtspunkte:

Wenn sich die zweite Hypothese der Entstehung des Lungenödems bewahrheiten sollte, dann würden sich neue Aspekte für die Therapie ergeben. Auch für diese Deutung gilt die Therapie der Kreislaufzentralisation, weil sie den Zustand der Mikroembolisierung verstärkt.

Der Weg, der sich aus den neuen Untersuchungen ergeben hat, ist dadurch angezeigt, daß wahrscheinlich all diejenigen Faktoren von Bedeutung sein werden, die eine Aufhebung der Aktivierung der Gewebsthrombokinase ohne Beeinflussung der Blutthrombokinase bewirken.

In diese Richtung, wenn auch unter anderen Voraussetzungen, zielt der Vorschlag von MATTHES und Mitarb. (1962) der Verwendung von Fibrinolysin im Schockzustand. Es wird aber noch der Abwägung aller Vor- und Nachteile bedürfen, weiter einer genauen Indikationsstellung und einer Klärung der möglichen Dosierung, um diese Therapie fruchtbar werden zu lassen. MATTHES und Mitarb. konnten die Wirksamkeit des Fibrinolysins beim hämorrhagischen Schock einwandfrei nachweisen, obschon es noch nicht zur Fibrinausscheidung gekommen war. Es ist aber denkbar, daß unter dieser Therapie eine Desaggregation von Thrombocyten erfolgt. Weiter sind nach dieser Arbeitshypothese all diejenigen Maßnahmen von Bedeutung, die zu einer Desaggregation von Blutkörperchen führen, wie GELIN (1962) und andere (BERNSTEIN und EVANS 1960) gezeigt haben. Das ist möglich durch eine Infusion von kleinmolekularem Dextran oder Periston (COPLEY 1960, LUTZ 1951, SWANK 1961). Nach dieser Überlegung ist also Blut nicht unter allen Umständen der beste Blutersatz, obschon es den besten Volumexpander darstellt. Es würde sich empfehlen, zum Volumersatz in den betreffenden Fällen neben Blut zu einem Teil kleinmolekulares Dextran zu verwenden. Dieses hält sich zwar weniger lang in der Blutbahn, so daß die Infusion häufiger wiederholt werden muß, aber es bringt den großen Vorteil, daß eine Desaggregation von Blutzellen eintritt.

Nach der zweiten Deutung wäre es vorteilhaft, die Infusionen nicht intravenös, sondern intraarteriell vorzunehmen. Es geht hier also nicht um die Frage eines Blutersatzes bei akuter Blutung; hier dürfte die intravenöse Infusion denselben Effekt haben wie eine intraarterielle, da ja die Verbindung zwischen arteriellem und venösem Schenkel des Gefäßsystems offensteht. Völlig anders liegt die Situation jedoch dann, wenn es durch multiple Mikroembolisierung zur Verlegung der Endverzweigungen und zu Stasen gekommen ist. Dann erscheint eine intraarterielle Transfusion vorteilhaft, um durch rasche Drucksteigerung einmal den Versuch zu unternehmen, die Stasen zu beseitigen, andererseits die Herzdurchblutung zu steigern und die Herzinsuffizienz zu beseitigen.

Auch aus den experimentellen Befunden hat sich ergeben, daß rasch und frühzeitig ein Lungenödem entstehen kann, das in seinen ersten Anfängen mit unseren bisherigen Mitteln nur sehr schwer gefaßt werden kann. Eine Weiterentwicklung der Frühdiagnose des Lungenödems wäre von großem Nutzen.

G. Zusammenfassung

1. Literaturübersicht und Problemstellung

Das Studium der im Schrifttum mitgeteilten Fälle akuter Magen-Darm-Blutungen und Lungenödeme zeigte, daß sich zwei grundlegend verschiedene Auffassungen über die Entstehung dieser Erkrankungen gegenüberstehen. Die einen nahmen eine sogenannte „neurogene" Entstehung an, die anderen sahen in den Durchblutungsstörungen auch anderer innerer Organe eine „Schockfolge".

Dieser Widerspruch und die Feststellung, daß nach den verschiedensten akuten Ereignissen mit Schädigungen inner- und außerhalb des ZNS sowohl akute Lungenödeme als auch Magen-Darm-Blutungen beobachtet wurden, gaben Anlaß zu einer klinischen Untersuchung (TÖNNIS und BISCHOF 1961).

Da aber in allen 17 eigenen klinischen Beobachtungen und in 40% der im Schrifttum mitgeteilten Fälle akuter Magen-Darm-Blutungen gleichzeitig erhebliche pathologisch-anatomische Lungenbefunde erhoben wurden, ergab sich folgende Problemstellung:

a) Handelt es sich bei den akuten Magen-Darm-Blutungen und Lungenerkrankungen bis zur Ödembildung um voneinander unabhängige Erkrankungen oder stehen sie in einem zeitlichen oder gar ursächlichen Zusammenhang?

b) Gibt es für den Magen-Darm-Trakt oder für die Lunge eine Zentralstelle im ZNS, die die Veränderungen auf „neurogenem" Wege verursacht oder treten die Lungenödeme und die Magen-Darm-Blutungen im Rahmen eines generalisierten Schocksyndroms auf?

c) Welche pathologisch-anatomischen Bilder treten nach verschiedenen Schädigungen inner- und außerhalb des ZNS an den inneren Organen, der Lunge, des Darms, des Herzens und der Trachea auf?

2. Methodik

Zur Klärung dieser Fragen wurden in einer Versuchsreihe von 85 Kaninchen, 12 Katzen und 10 Meerschweinchen in 22 Fällen Aludrox-Trypanblau-Injektionen in die Umgebung des 3. Ventrikels durchgeführt, wobei die Injektionen in den hinteren Anteil des 3. Ventrikels von denen in den vorderen Anteil getrennt wurden (Abb. 2 u. 3).

Durch die Farbbeimischung konnten die Injektionsstellen sichtbar gemacht werden. Durch öftere elektrische Reizungen im Bereiche der Mandelkerne wurden mehr oder weniger große Hirnverletzungen in diesem Bereich gesetzt (12 Katzen und 2 Kaninchen). Die elektrische Verkochung des Gyrus cinguli wurde jeweils von einer kleinen Trepanation in der Mittellinie aus ein- oder beidseitig durchgeführt (2 Kaninchen).

Dieselben Aludrox-Trypanblau-Injektionen wurden in die Cisterna magna gegeben (9 Kaninchen), wobei in 3 Fällen die Medulla verletzt wurde. Durch extradurale Aludrox-Injektionen in Brustmarkhöhe wurden Querschnittsyndrome erzeugt (3 Kaninchen).

Die Verkochung des Gyrus cinguli (4 Kaninchen), die Injektion in den Bereich des 3. Ventrikels (5 Kaninchen) und die Einlage von Laminariastiften parietal (11 Kaninchen) wurden mit vorheriger einseitiger Vagusdurchschneidung kombiniert. Bei einigen Tieren wurden parietal Trenimonbestreuungen der Hirnrinde vorgenommen und die Tiere getötet (3 Kaninchen). Durchschnittlich nach einer Woche wurden Tiere nach einseitiger Ischiadicusdurchschneidung getötet (10 Meerschweinchen). Die einseitige Sympathicusdurchschneidung wurde mit Stellatumexstirpation und meist mit Pleuraeröffnung kombiniert (6 Kaninchen). Einseitige Vagusdurchschneidungen wurden am Hals ausgeführt (2 Kaninchen) und mit Sympathicusdurchschneidungen kombiniert (4 Kaninchen). Es wurde ein- und beidseitig ein Pneumothorax angelegt (8 Kaninchen), s. Tab. 7.

Die Tiere wurden entweder möglichst sofort nach dem Tod seziert oder verschieden lange Zeit nach dem Eingriff in Narkose obduziert. In jedem Fall wurde das Herz-Lungen-Präparat, der Magen, das Duodenum und Stücke aus der Leber, der Niere, dem Blinddarm und dem Rectum entnommen. Bei makroskopisch sichtbaren Veränderungen wurden auch Gewebsstücke aus dem Dünn- und Dickdarm entnommen.

Es wurden 780 histologische Schnitte in HE oder Pickworth angefertigt. Die Eingriffe wurden am nicht narkotisierten Tier durchgeführt.

3. Befunde

Von den 107 Tieren zeigten 53 erhebliche, 27 geringe Lungenkongestionen mit Ödembildung und Blutungen in die Alveolen.

In 36 Fällen wurden Schleimhautblutungen mit und ohne Defektbildungen im Magen-, Duodenum-, Rectum- oder Coecumbereich gefunden. In diesen 36 Fällen wurden regelmäßig erhebliche Lungenödeme beobachtet. In keinem Falle bestand eine Magen-Darm-Blutung allein.

Die Lungenödeme waren bereits in den ersten postoperativen Stunden, nicht aber die Magen-Darm-Blutungen zu sehen. Es zeigte sich im weiteren Verlauf ein auffallender Parallelismus der Lungenödeme und der Magen-Darm-Blutungen, wobei eine relative Häufung am 2. und 8. Tag zu sehen war. Dies betraf vor allem die verendeten, weniger die in Narkose obduzierten Tiere. Weder das Auftreten der Lungenödeme noch der Magen-Darm-Blutungen konnte durch vorherige Vagusdurchschneidung verhindert werden.

Nach partiellen Rückenmarkverletzungen, nicht aber bei totalen Querschnitten, wurden sowohl Lungenödeme als auch Magen-Darm-Blutungen beobachtet. Auch nach Anlegen eines ein- oder beidseitigen Pneumothorax wurden sowohl Lungenödeme als auch Magen-Darm-

Blutungen gesehen. Besonders häufig ist es nach Injektionen in den Bereich des 3. Ventrikels (23 Fälle) zu Lungenödemen (18 Fälle) und Magen-Darm-Blutungen (16 Fälle) gekommen. Nach Injektionen in die Cisterna magna (9 Fälle) sind die akuten Magen-Darm-Blutungen (3 Fälle) und die Lungenödeme (6 Fälle) ebenfalls häufig aufgetreten. Ähnliche Blutaustritte wie im Magen-Darm-Trakt wurden auch in der Trachea (13 Fälle) und im Herzmuskel (2 Fälle) beobachtet.

4. Deutung der Befunde

Die an den inneren Organen nach verschiedenen Schädigungen inner- und außerhalb des ZNS erhobenen Befunde ließen annehmen, daß es sich bei der Entstehung der akuten Magen-Darm-Blutungen und der Lungenödeme nicht um die Auswirkung eines besonderen „neurogenen" Mechanismus, sondern um die Folgen eines generalisierten „Schockzustandes" handelt.

a) Nach meiner Auffassung lassen sich die Befunde folgendermaßen deuten:

Die Schädigungen, besonders im 3. Ventrikel, haben zu einem Schock geführt, der zu einer Kreislaufzentralisation mit arterieller und venöser Vasoconstriction Anlaß gab. Durch das erhöhte Blutangebot an das rechte Herz und durch die Minderung des Auswurfes des linken Herzens ist es zu einer Überfüllung des kleinen Kreislaufes und in weiterer Folge zum Lungenödem gekommen. Das Lungenödem aber verursacht eine generalisierte Hypoxydose, die im Magen-Darm-Trakt zu Gefäßparalysen und Schleimhautzerstörungen führt.

b) Eine andere Arbeitshypothese hat sich aus Untersuchungen des hiesigen physiologischen Instituts (M. Schneider) ergeben: Bei größeren Gewebszerstörungen kommt es zur Freisetzung von Gewebsthrombokinase, die zur Aggregation von Thrombocyten, Leukocyten und schließlich Erythrocyten führt. Dadurch kommt es zu multiplen Embolien in den feinsten Gefäßen, die dadurch verstopft werden. Die folgende Stase des Blutstromes führt zur Hypoxydose und sowohl zum Lungenödem als auch zu den Magen-Darm-Blutungen. Die häufige Lokalisation der Befunde in der Lunge wird dadurch gedeutet, daß sie als erstes Organ wie ein „Filter" wirkt.

5. Therapievorschläge

a) Aus den Ergebnissen der Experimente ergeben sich nach meiner Auffassung folgende therapeutische Schlüsse:

1. Die Freihaltung der Atemwege soll die erste Maßnahme bei frischen Hirnverletzungen sein. Eventuell ist eine Tracheotomie notwendig. Besteht aber trotz freier Atemwege noch eine Atembeschleunigung und Vertiefung, so liegt wahrscheinlich nicht eine primäre Schädigung des Atemzentrums, sondern ein Lungenödem vor.

2. Die Therapie des Lungenödems besteht in einer Entlastung des kleinen Kreislaufes. Diese kann erreicht werden durch eine sympathische Ganglienblockade oder durch andere dämpfende Mittel, wie Trapanal,

Dolantin, Megaphen, Atosil u. a. Die Spinalanästhesie wird heute nur mehr selten verwendet, obwohl sie zweifellos eine gute Wirkung auf die Zentralisation hat.

3. Die Abschwächung der Kreislaufzentralisation macht durch die arterielle und venöse Gefäßweitstellung einen Volumersatz notwendig, der aus Blut und niedermolekularem Dextran bestehen soll (s. zweite Deutung).

b) Wenn die zweite Deutung der Befunde zugrunde gelegt wird (M. SCHNEIDER), ergeben sich folgende Gesichtspunkte:

1. Die Abschwächung der Kreislaufzentralisation ist auch nach dieser Auffassung angezeigt.

2. Die Infusion soll aber, das geht aus der Deutung der Befunde als Mikroembolien hervor, aus niedermolekularem Dextran oder Periston bestehen bzw. aus einem Blutgemisch mit diesem. Es sollen dadurch die Aggregationen aufgelöst werden. Hier sind in nächster Zeit ganz neue Gesichtspunkte zu erwarten.

3. Eine Transfusion soll intraarteriell, nicht intravenös gegeben bzw. begonnen werden, da die Gefäße im Capillarbereich durch die Aggregationen verschlossen gehalten werden. Es kann deshalb versucht werden, die Aggregate durch raschen Druckanstieg zu beseitigen und auch die Herzdurchblutung zu steigern sowie die Herzinsuffizienz zu bessern.

Literatur

ADRIAN, A.: Die Functionen des Plexus coeliacus und mesentericus. Eckhards Beitr. Anat. u. Physiol. **59**, 1—3 (1858).

McALEESE, J. J., and W. K. SIEBER: The surgical problem presented by peptic ulcer of the stomach and duodenum in infancy and childhood. Ann. Surg. **137**, 334 (1953).

ALTSCHULE, D.: Acute pulmonary edema. Modern Medical Monographs. New York: Grune Stratton 1954.

ARTEDA, J. L.: The Neurological Origin of Peptic Ulcer. Brit. med. J. **2**, 580 (1951).

BAGLEY, CH.: Diskussionsbemerkung. Ann. Surg. **129**, 628 (1949).

BAKER, A. B., J. A. BROWN, and S. CORNWELL: Poliomyelitis VII. Gastrointestinal Disturbances: Their Relationship to Lesions in the Hypothalamus. J. nerv. ment. Dis. **116**, 715 (1952).

— — — Poliomyelitis VI. The Hypothalamus. Arch. Neurol. Psychiat. (Chic.) **68**, 16 (1952).

BALÓ, J. v.: Die neurogene Theorie des peptischen Magen- u. Duodenalgeschwürs. Dtsch. med. Wschr. **1941**, 479.

BELLMAN, S., P. B. LAMBERT u. J. FINE: Mikroskopische Kreislaufstudien am Mesentericum von Kaninchen im reversiblen u. irreversiblen hämorrhagischen Schock. Schock-Symposion EULER-BOCK. Berlin-Göttingen-Heidelberg: Springer 1962.

BENASSI, G.: Traumatismes Cranio-Encéphaliques et Oedème pulmonaire. Paris méd. **103**, 525 (1937).

BENEKE, R.: Über die hämorrhagischen Erosionen des Magens (Stigmata ventriculi). Verh. dtsch. path. Ges. **12**, 284 (1908).

BENNER, M. C.: Peptic Ulcers in Infancy and Childhood. J. Pediat. **23**, 463 (1943).

BERKOWITZ, D., B. M. WAGNER u. J. F. URICCHIO: Acute peptic ulceration following cardiac surgery. Ann. Intern. Med. **46**, 1015 (1957).

BERNSTEIN, P. F., and R. F. EVANS: Low-molecular-weight Dextran. J. Amer. med. Ass. **174**, 1417 (1960).

BIERENDE, F.: Über postoperative Proctitis und Colitis. Mitt. Grenzgeb. Med. Chir. **32**, 85 (1920).

BILLROTH, TH.: Über Duodenalgeschwüre bei Septicämie. Wien. med. Wschr. **17**, 705 (1867).

BODECHTEL, G.: Über Blutbrechen bei organischen Nervenkrankheiten. Dtsch. Arch. klin. Med. **177**, 268 (1935).

— Zur Klinik des vegetativen Nervensystems. Dtsch. Arch. klin. Med. **195**, 57 (1949).

—, u. H. SACK: Diencephalose u. Hirntrauma. Med. Klin. **42**, 133 (1947).

BOEMINGHAUS, H.: Chirurgie der Urogenitalorgane, III. Bd. Bad Wörishofen: Banaschewski 1950.

BOLAND, CH. R., and J. E. SHERET: Post-operative massive Collapse. Lancet **2**, 111 (1928).

BOLES, R. R., and H. E. RIGGS: Neurogenie Factors in the Production of acute Gastric Ulcus. J. Amer. med. Ass. **115**, 2, 1771 (1940).

BOLT, W., H. VALENTIN und H. VENRATH: Über die Ätiologie des Hochdrucks bei Atemmuskelgelähmten. Dtsch. Arch. klin. Med. **198**, 474 (1951).

BRICK, I. B.: Radiation Effects on the human stomach. Rev. Gastroent. **13**, 363 (1946).

TEN BRINK, E., en J. L. KEYZER: Perforiertes Ulcus duodeni bei einem Neugeborenen. Mschr. Kinderheilk. **20**, 108 (1952).

BROWN-SÉQUARD, C. E.: On the Production of Haemorrhage, Anaemia, Oedema and Emphysema in the Lungs by injuries to the Base of the Brain. Lancet **1**, 6 (1871).

BRÜHL, W.: Zur Genese des Magen- u. Zwölffingerdarmgeschwürs (Neuere Beobachtungen über Einwirkung von Umweltfaktoren auf Morbidität u. Symptomatologie). Med. Klin. **11—13** (1950).

BUCHBORN, E.: Schock u. Kollaps. Hdb. inn. Med., Bd. 9, 1. Teil. Berlin-Göttingen-Heidelberg: Springer 1960.

BUCHTALA, V.: Das zentral bedingte Lungenödem. Fortschr. Röntgenstr. **73**, 702 (1950).

BURDENKO, N.: Der Einfluß des Nervensystems auf path. Zustände des Magen-Darm-Kanals. Zbl. Neurochir. **148**, 343 (1933).

—, and B. Z. MOGILNITZKY: Zur Pathogenese einiger Formen des runden Magen-Darm-Geschwürs. Z. ges. Neurol. Psychiat. **103**, 42 (1926).

BURKERT, H.: Treminon Bayer 3231. Ärztl. Sammelbl. **4**, 118 (1949).

CABIESES, F., M.D. and G. Garrido LECCA: Gastroenterology **29**, 300 (1955).

CAMERON, G. D., and S. N. DE: Experimental Pulmonary Oedema of Nervous Origin. J. Path. Bact. **61**, 375 (1949).

CARNOT, P.: De la pulmonie franche. Presse méd. **I**, 87 (1902).

CAZAL, P.: La masse sanguine et sa pathologie. Paris: Masson & Cie 1955.

McCLURE, R.: Diskussion. Ann. Surg. **129**, 629 (1949).

COLE, F., J. D. BARONOFSKY, and O. H. WANGENSTEEN: Curare and Shock. Surg. **21**, 881 (1947).

COOK, C. D., H. R. HARTMANN, S. J. SARNOFF, and W. BERENBERG: Gastrointestinal Lesions in Acute Bulbar Poliomyelitis: Report of Five Cases with Recovery in One. Pediatrics **7**, 415 (1951).

COPLEY, A. L.: Apparent viscesity and wall adherence of blood systems, in: Flow properties of blood, p. 97. London: Pergamon Press 1960.

COURNAND, A., R. L. RILEY, S. E. BRADLEY, E. S. BREED, R. P. NOBLE, H. D. LAUSON, M. I. GREGERSEN, and B. W. RICHARDS: Studies of the circulation in clinical shock. Surg. **13**, 964 (1943).

CURLING: On acute ulceration of the duodenum in cases of burn. Med.-chir. Trans. **25**, 260 (1842).

CUSHING, H.: Peptic ulcers and the interbrain. Surg. Gynec. Obstet. **55**, 1 (1932).

— The Reaction to posterior Pituitary Extract (Pituitrin) when introduced into the Cerebral Ventricules. Proc. nat. Acad. Sci. (Wash.) **17**, 163 (1931).

— II. The Similarity in the Response to posterior Lobe Extract (Pituitrin) and to Pilocarpin when injected into the cerebral ventricles. Proc. nat. Acad. Sci. **17**, 171 (1931).

— III. The Action of Atropine in Counter-acting the Effects of Pituitrin and of Pilocarpine injected into the cerebral ventricles. Proc. nat. Acad. Sci. **17**, 178 (1931).

— IV. The Method of Action of Pituitrin introduced into the Ventricle. Proc. nat. Acad. Sci. **17**, 239 (1931).

— V. The counteraction Effect of Tribromethanol (Avertin) on the Stimulatory Response to Pituitrin injected in the Ventricle. Proc. nat. Acad. Sci. **17**, 248 (1931).

— VI. Concerning a possible "Parasympathetic Center" in the Diencephalon. Proc. nat. Acad. Sci. **17**, 253 (1931).

— Peptic ulcer and the interbrain Papers Relating to the Pituitary Body, Hypothalamus and Parasympatic System. Springfield: Ch. C. Thomas 1932.

— The reaction to posterior pituitary extract (pituitrin) when introduced into the cerebral ventricles etc. Proc. nat. Acad. Sci. **17**, 163, 239 (1931).

CZYHLARZ, E.: Über parenchymatöse Magen- u. Darmblutungen. Arch. Verdau.-Kr. **18**, 85 (1912).

DALGAARD, J. B.: Peptic Ulceration Complicating Cerebral Operations. Acta neurochir. (Wien) **7**, 1 (1959).

— Akut hjerneskade og akut mavesar (Preliminary report in Danish). Nord. Med. **53**, 1004 (1955).

DAVIES, D. F.: Some Observations on peptic Ulcer. Lancet **230** I, 585 (1936).

DAVIS, H. A.: Shock and allied forms of failure of the circulation. New York: Grune D. Stratton 1949.

DAVIS, R. A., N. WETZEL, and L. DAVIS: Acute upper Alimentary tract Ulceration and Hemorrhage following Neurosurgical Operations. Surg. Gynec. Obstet. **100**, 51 (1955).

DOIG, A., and J. SHAFAR: Gastric Haemorrhage in acute intracranial vascular accidents. Quart. J. Med. **25**, 97, 1 (1956).

McDONNELL, W. N., and J. F. McCLOSKEY: Acute peptic ulvers as a complication of surgery. Ann. Surg. **137**, 67 (1953).

DONOVAN, E. J., and TH. V. SANTULLI: Gastric and Duodenal Ulcers in Infancy and Childhood. Amer. J. Dis. Child. **69**, 176 (1945).

DUESBERG, R., u. F. GRAMICH: Die Verbrennungskrankheit. H. Unfallheilk. **47**, 27 (1954).

—, u. W. SCHROEDER: Zur Pathophysiologie u. Therapie des Entblutungszustandes. Klin. Wschr. **21**, 981 (1942).

—, u. E. F. GERSMAYER: Fortschritte in der Erkennung u. Therapie des Kreislaufkollaps. Langenbecks Arch. klin. Chir. **293**, 373 (1959/60).

—, u. W. SCHROEDER: Pathophysiologie und Klinik der Kollapszustände. Leipzig: Hirzel 1944.

EATON, R. M.: Pulmonary Edema. J. thorac. Surg. **16**, 668 (1947).

EBSTEIN, W.: Experimentelle Untersuchungen über das Zustandekommen von Blutextravasaten in der Magenschleimhaut. Zbl. med. Wiss. **618** (1874);Naunyn-Schmiedeberg's Arch. exp. Path. Pharmak. **183** (1874).

EISELSBERG, V.: Über Magen- u. Duodenal-Blutungen nach Operationen. Langenbecks Arch. klin. Chir. **59**, 837 (1899).

EPPINGER, H.: Über Permeabilitätsänderungen im Capillarbereiche. Verh. dtsch. Ges. Kreisl.-Forsch. **2**, 166 (1938).

ERSKINE, F. A., J. H. MASON, and H. McDADE: Perforation of Esophageal Ulcers in Bulbar Poliomyelitis. Amer. J. Med. **8**, 239 (1950).

ETTINGER, G. H., G. E. HALL, and F. G. BANTING: Effect of repeated and prolonged Stimulation of the Vagus Nerve in the Dog. Canad. med. Ass. J. **35**, 27 (1936).

FARBER, S.: Studies on pulmonary oedema. J. exp. Med. **66**, 397 (1937).

— Studies on pulmonary oedema. J. exp. Med. **66**, 405 (1937).

FELDMANN, SH., D. BIRNBAUM, and A. J. BEHAR: Gastric secretion and acute gastroduodenal lesions following Hypothalamic and preoptic stimulation. J. Neurosurg. **18**, 661 (1961).

FINCHER, E. F., and H. S. SWANSON: Esophageal rupture complicating craniotomy symptom complex and proposed surgical Treatment. Ann. Surg. **129**, 619 (1949).

FISHER, E. R., F. W. WATKINS, W. J. GARDNER, and J. G. KLOTZ: Bleeding duodenal ulcer associated with cerebellar tumor in childhood. Gastroenterology **18**, 626 (1951).

FLEISCHNER, F.: Aelektase und gerichteter Kollaps der Lunge. Fortschr. Röntgenstr. **53**, 607 (1936).

FLETCHER, D. G., and H. N. HARKINS: Acute Peptic Ulcer as a Complication of major Surgery, Stress or Trauma. Surg. **36**, 212 (1954).

FOLKOW, B.: Vom Nervensystem ausgehende Einflüsse auf die Strombahn unter besonderer Berücksichtigung der vasoconstrictorisch wirkenden Nervenfasern. Schock-Symposion EULER u. BOCK. Berlin-Göttingen-Heidelberg: Springer 1962.

— The efferent innervation of the cardiovascular system. Verh. dtsch. Ges. Kreisl.-Forsch. **23**, 84 (1959).

FRENCH, J. D., R. W. PORTER, F. K. v. AMERONGEN, and R. B. RANEY: Gastrointestinal haemorrhage and ulceration associated with intracranial lesions. A clinical and experimental study. Surgery **2**, 395 (1952).

—, —, E. B. CAVANAUGH, and R. L. LONGMIRE: Experimentelle Beobachtungen über psychosomatische Mechanismen. Arch. Neurol. Psychiat. (Chic.) **72**, 267 (1954).

FRICK, J., u. H. MARBERGER: Tödliche Magen-Darm-Blutung als Komplikation bei urologischen Patienten (im Druck).

FRIEDMANN, G., u. E. SCHMIDT-WITTKAMP: Zur Frühdiagnose des Lungenödems durch das Röntgenbild. Ärztl. Wschr. 13, 263 (1958).

FROWEIN, R. A.: Atemstörungen und Lungenkomplikationen nach Hirnschädigungen (Hirntrauma, Hirnoperation). Referat auf der 118. Tagung der Vereinigung niederrh.-westf. Chirurgen, Köln 1958 (Manuskript).

— Zentrale Atemstörungen bei Schädel-Hirn-Verletzungen und bei Hirntumoren. (Einflüsse von Art u. Lokalisation der Prozesse, intrakranieller Drucksteigerung und Hirnoperation auf die zentrale Steuerung der Atmung.) Habilitationsschrift Köln 1961.

—, u. H. BRILMAYER: Die Behandlung des Kreislaufes im akuten Stadium schwerer Hirnverletzungen. Beitr. Neurochir. H. 1, 1 (1959).

—, u. F. LOEW: Potenzierte Narkose — kontrollierte Hypothermie — kontrollierte Blutdrucksenkung. Zbl. Neurochir. 14, 325 (1954).

GADDUM, J. H.: Gefäßerweiternde Stoffe der Gewebe. Leipzig 1936.

GAGEL, O.: Zur Klinik und Pathologie des zentralen vegetativen Nervensystems. Dtsch. Z. Nervenheilk. 162, 139 (1950).

—, Die Diencephalose. Klin. Wschr. 389 (1947).

—, Bau und Leistung des vegetativen Nervensystems. Dtsch. Arch. klin. Med. 195, 12 (1949).

—, Erkrankungen des vegetativen Systems. Hdb. inn. Med., 4. Aufl. 5, 869 (1953).

GAMBLE, J. E., and H. D. PATTON: Pulmonary Edema and Hemorrhage induced by Hypothalamic Lesions in Rats. Science 113, 626 (1951).

— — Pulmonary Edema and Hemorrhage From Preoptic Lesions in Rats. Amer. J. Physiol. 172, 623 (1953).

GASK, W., u. J. P. ROSS: Die Chirurgie des symp. NS 1936.

GENZMER, A.: Gründe für die pathol. Veränderungen der Lungen nach doppelseitiger Vagusdurchschneidung. Zbl. med. Wiss. 85 (1874); Pflügers Arch. ges. Physiol. 8, 101 (1873).

GERDINE, L., and H. F. HELMHOLZ: Duodenal Ulcer Infancy an Infectious Disease. Amer. J. Dis. Child. 10, 397 (1915).

GERSMEYER, E. F.: Der Kreislaufkollaps. Berlin-Göttingen-Heidelberg: Springer 1961.

GLOBUS, J. H., and B. L. RALSTON: Multiple erosions and acute perforations of oesophagus, stomach and duodenum in relation to discorders of nervous system. J. M. Sinai Hosp. 17, 817 (1951).

GOLDFARB, W., B. PROVISOR, and H. KOSTER: Circulation during spinal anesthesia. Arch. Surg. 39, 429 (1939).

GOLDSCHMIDT, W., und A. MÜLLEDER: Über postoperative Darmstörungen, mit besonderer Berücksichtigung der Colitis. Mitt. Grenzgeb. Med. Chir. 32, 567 (1920).

GOTTLIEB, CL., and H. S. SHARLIN: Perforation of a Gastric Ulcer Associated with Intracranial Hemorrhage in a Newborn Infant. Radiology 54, 595 (1950).

GRANT, F. D.: Brain lesions and duodenal ulcer. Report of two cases. Ann. Surg. 101, 156 (1935).

GRAY, J.: Trauma in Relation to Peptic Ulcer. N.Y. St. J. Med. 45, 887 (1945).

GREENE, W. W., and DON F. GOSE: Perforation of the Stomach in the Newborn. Report of two cases necropsy findings. Amer. J. Dis. Child. 85, 47 (1953).

GREGG, D. E.: Hämodynamische Faktoren im Schock. Schock-Symposion EULER u. BOCK. Berlin-Göttingen-Heidelberg: Springer 1962.

GRUBER, G. B.: Zur Statistik der peptischen Affektionen im Magen, Oesophagus und Duodenum. Münch. med. Wschr. 2, 1668 (1911).

GUPTA, N. N., and S. CHANDRA: Gastric hemorrhage in intracranial diseases. Case reports. Indian J. med. Sci. 12, 813 (1958).

HAMILTON, F. E.: Gastric Ulcer following Radiation. Arch. Surg. 55, 394 (1947).

HART, C.: Betrachtungen über die Entstehung des pept. Magen- u. Zwölffingerdarmgeschwürs. Mitt. Grenzgeb. Med. Chir. 31, 350 (1918/19).

— Erhebungen u. Betrachtungen über das Geschwür des Zwölffingerdarmes. Mitt. Grenzgeb. Med. Chir. 31, 291 (1918/19).

— Über neurotische Hämorrhagie. Frankf. Z. Path. **13**, 242 (1913).

— Über das Ulcus duodeni. Med. Klin. **10**, 363 (1914).

HERBUT, P. A.: Acute peptic Ulcers following distant Operations. Surg. Gynec. Obstet. **80**, 410 (1945).

HOFF, E. C., and D. SHEEHAN: Experimental gastric erosions following hypothalamic lesions in monkeys. Amer. J. Physiol. **11**, 789 (1935).

HOFFMANN, C. E.: Über die Erweichung und den Durchbruch der Speiseröhre und des Magens. Virchows Arch. path. Anat. **44**, 352 (1868).

HOLMES, TH. W.: An Evaluation of celiac Ganglionectomy in the Prevention of Experimental peptic Ulcer. Ann. Surg. **138**, 240 (1953).

HOXSEY, R. J.: Gastrointestinal Hemoorhage as a Complication of Poliomyelitis. Arch. inter. Med. **92**, 662 (1953).

JARISCH, A., H. RICHTER u. H. THOMA: Zentrogenes Lungenödem. Klin. Wschr. **18**, II, 1440 (1939).

JAYESURA, L. W., and A. T. H. MARDEN: A Case of Curling's Ulcer. Brit. med. J. **1**, 1123 (1949).

JEHN: Verbreitete capillare Austritte hellrothen Bluts in das Lungengewebe bei Hirnleiden. Zbl. med. Wiss. **340** (1874).

KALBFLEISCH, H. H.: An die physiologischen Segmente der Lunge gebundene pathol. Vorgänge des Organs. Allgemeinpath. Schriftenreihe H. 3/4 (1942).

KALK, H., u. W. BRÜHL: Untersuchungen über das Geschwür des Magens und Zwölffingerdarms bei Hirnverletzten. Dtsch. Arch. klin. Med. **193**, 363 (1948).

KELLER, A. D., W. K. HARE, and M. C. D'AMOUR: Ulceration in Digestive Tract Following Experimental Lesions in Brain-Stan. Proc. Soc. exp. Biol. (N.Y.) **30**, 772 (1932/33).

KING, A. B., and J. C. REGANIS: Neurogenic Erosions of the Stomach and Esophagus. Ann. Surg. **137**, 236 (1953).

KLEMPERER, P., A. PENNER, and A. J. BERNHEIM: The Gastro-Intestinal Manifestation of Shock. Amer. J. dig. Dis. **7**, 410 (1940).

KNIPPING, H. W.: Die verschiedenen Formen des Lungenödems und ihre Behandlung. Ther. d. Gegenw. **76**, 385 (1935).

—, W. BOLT, H. VALENTIN u. H. VENRATH: Untersuchung und Beurteilung des Herzkranken. Stuttgart: Ferdinand Enke 1955.

KNISELEY, M. H., TH. S. ELIOT, and E. H. BLOCH: Sludged Blood in traumatic shock. Arch. Surg. **51**, 220 (1945).

KOGA, H.: Tierexperimentelle Untersuchung über die Magenwandveränderung bei der Läsion des Vorderhirns und des autonomen Nervensystems. Langenbecks Arch. klin. Chir. **188**, 449 (1937).

KORST, L.: Das Magengeschwür und seine Beziehung zu organischen Hirnerkrankungen. Z. ges. Neurol. Psychiatr. **117**, 552 (1928).

McLAUGHLIN, CHR. JR.: Intestinal Ulceration following Adrenal Damage. Ann. Surg. **101**, 554 (1935).

— Intestinal Ulceration following Adrenal Damage. Arch. Surg. **27**, 490 (1933).

LETONDAL, P.: Méningete à pneumocoques avec hématémèses chez un nourrisson de huit mois. Un. méd. Can. **69**, 811 (1940).

LEVEN, B.: Lungenkomplikationen nach Rückenmarkprozessen. Diss. Universität Köln 1961.

LICHTENBELT, J. W.: Die Ursache des chron. Magengeschwürs. Jena: Fischer 1912.

LILLIHEI, R. C., J. R. LONGERBEAM u. J. C. ROSENBERG: Das Wesen des irreversiblen Schocks: Seine Beziehungen zu Veränderungen im Bereich des Darmes. Schock-Symposion EULER u. BOCK. Berlin-Göttingen-Heidelberg: Springer 1962.

LILLIHEI, C. W., J. L. DIXON, and O. H. WANGENSTEEN: Relation of Anemia and Hemorrhagic Shock to Experimental Ulcer Production. Proc. Soc. exp. Biol. (N.Y.) **68**, 125 (1948).

LOCKWOOD, R. M., and G. A. HIGGINS: Perforated duodenal ulcer following bilateral thoracolumbar sympathectomy. Surg. **30**, 862 (1951).

LOENNECKEN, S.: Behandlung des Respirationsapparates im akuten Stadium der schweren Schädelhirnverletzungen. Beitr. Neurochir. **1**, 15 (1959).

LORBER, V.: Lung edema following bilateral vagotomy. J. exp. Med. **70**, 117 (1939).

Lutz, B. R.: Intravascular agglutination of the fermed elements of blood. Physiol. Rev. **31**, 107 (1951).

Maciver, J. N., B. J. Smith, B. E. Tomlinson, and J. D. Whitby: Rupture of the oesophagus associated with lesions of the central nervous syst. Brit. J. Surg. **43**, 505 (1956).

Maire, F. W., and H. D. Patton: Role of the Splanchnic Nerve and the Adrenal Medulla in the Genesis of Preoptic Pulmonary Edema. Amer. J. Physiol. **184**, 3, 51 (1956).

Major, H.: Die postoperativen Lungenkomplikationen und ihre Behandlung. Stuttgart: Ferdinand Enke 1958.

Mandl, F.: Blockade u. Chirurgie des Sympathicus, S. 188. Wien: Springer 1953.

Manning, G. W., G. E. Hall, and F. G. Banting: Vagus Stimulation and the Production of Myocardial Damage. Canad. med. Ass. J. **37**, 4, 314 (1937).

Masten, M C., and R. C. Bunts: Neurogenic Erosions and Perforations of the Stomach and Esophagus in Cerebral Lesions. Arch. int. Med. exped. **54**, 916 (1934).

Matthes, K.: Kardiogener Schock. Schock-Symposion Euler u. Bock, S. 283. Berlin-Göttingen-Heidelberg: Springer 1962.

Mayer, St. K.: Zum Kapitel des peptischen Geschwürs im Kindesalter u. der Melaena. Z. Kinderheilk. **23**, 5 (1919).

Mears, F. B.: Autopsy survey of peptic ulcer associated with other disease. Surgery **34**, 640 (1953).

Mogilnitzky, B. N.: Zur Frage der Entstehungsweise und Ursache neurogener Formen des runden Magengeschwürs. Virchows Arch. path. Anat. **257**, 109 (1925).

Molodaya, E. K., und B. G. Egoroff: Über Pathogenese der peptischen Geschwüre. Zbl. allg. Path. path. Anat. 78 (1924/25).

Monaci, M.: Zur Frage der Hirntumoren mit Beeinträchtigung des Hypothalamus ohne entsprechende Symptomatologie. Arch. De Vecchi Anat. pat. **22**, 753 (1954).

Moolten, S. E.: Duodenal Ulcer following acute Injury of the spinal Cord. J. M. Sinai Hosp. 8, 868 (1941/42).

Moon, V. H.: Shock and related capillary phenomena. New York: Oxford University Press 1938.

— Origin and Pathology of Common terminal Pneumonia. Arch. Path. **26**, 132 (1938).

Morello, A., Th. I. Hoen, and F. J. O'Neill: Successes and failures with hemispherectomy. Acta neurochir. **VII** Fasc. 1, 37 (1959).

Mossberger, J. J.: Perforated duodenal ulcer and neoplasm of the tuber cinereum in the newborn. J. Neuropath. exp. Neurol. **6**, 391 (1947).

Mostert, H.: Über das Auftreten von Lungenödemen bei tödlichen Unfällen. Diss. Köln 1953 (Gerichtsmedizin).

Moutier, F.: Hypertension et mort par oedeme pulmonaire aigu. Presse méd. **26**, 108 (1918).

Mudroch, J. R.: A Case of Rupture of the Oesophagus by indirect violence. Lancet **2**, 1292 (1928).

Nickerson, M.: Die medikamentöse Behandlung des Schocks. Schock-Symposion Euler u. Bock. Berlin-Göttingen-Heidelberg: Springer 1962.

— Diskussionsbemerkung. Schock-Symposion Euler u. Bock. Berlin-Göttingen-Heidelberg: Springer 1962.

Nicolaysen, K.: Irritation of the Vagus and Hemorrhagic Erosions of the Stomach. Arch. intern. Med. **25**, 295 (1920).

Niedswiedzki, W.: Über die Veränderungen der Atmungsorgane eines Kaninchens nach einseitiger Vagotomie. Zbl. allg. Path. path. Anat. **6**, 120 (1895).

Nitsche, G. A., and H. M. Suckle: Leiomyosarcoma of the ampulla of Vater associated with a tumor of the 8th nerve and neurogenic perforation of the duodenum. Amer. J. Clin. Path. **17**, 827 (1947).

Nittner, K.: Postoperative Komplikationen beim Querschnitts-Syndrom. Acta neurochir. (Wien) **7**, 30 (1958).

Nygaard, K. K.: Routine Spinal Anesthesia in a Provinzial Hospital. Acta chir. scand. 78 (1936) u. Suppl. **42—44**, 379 (1936).

OLSEN, A. M.: Esophagitis. Surg. Gynec. Obstet. 86, 372 (1948).

OPITZ, E., und M. SCHNEIDER: Über die Sauerstoffversorgung des Gehirns und den Mechanismus von Mangelwirkungen. Ergeb. Physiol. 46, 126 (1950).

OPPER, L., and H. M. ZIMMERMANN: Ulcers of the Digestive Tract in Association with Cerebral Lesions. Yale J. Biol. Med. 11, 49 (1938).

OSBORN, G. R.: Findings in 262 fatal accidents. Lancet 2, 277 (1943).

PALMER, W. L.: Melaena Neonatorum and Peptic Ulcer. Cecils Textbook Med. 7, 797 (1947).

PENNER, A., and A. I. BERNHEIM: Experimental Production of Digestive Tract Ulcerations. J. exp. Med. 70, 453 (1939).

— — Acute postoperative Esophageal, Gastric and Duodenal Ulcerations. Arch. Path. 28, 129 (1939).

PISETSKY, J. E.: Pituitary Adenoma associated with chronic Duodenal Ulcer. J. nerv. ment. Dis. 102, 537 (1945).

POLAK DANIELS, A.: Over den Neurogenen Oorsprong van het Ulcus Ventriculi. Nederl. T. Geneesk. 78, 1747 (1934).

POMORSKI, J.: Zur Ätiologie der Melaena vera neonatorum. Dtsch. med. Wschr. 762 (1887).

— Experimentelles zur Ätiologie der Melaena neonatorum. Arch. Kinderheilk. 14, 165 (1892).

VON PREUSCHEN, F.: Die Läsion der Centralorgane bei der Geburt als Ursache der Melaena neonatorum. Zbl. Gynäk. 18, 201 (1894).

REINHARDT, E.: Die Lunge — ein neurovasculares und ein neuromusculares Organ. Allg. path. Schriftenreihe H. 1 (1941).

— Die Topik der lobären Pneumonie als Beweis ihrer Entstehung im Zentralnervensystem. Verh. dtsch. path. Ges. 29, 222 (1936).

REWERTS, G.: Zentrogene Magenblutungen nach Commotio cerebri. Münch. med. Wschr. 95, 934 (1953).

RICHARDS jr., D. W., and A. COURNAND: Circulation in shock. Mechanical and vasomotor factors. Harvey Lect. 111, 217 (1943/44).

RICHARDS, V., R. LEE, and W. GOGGANS: The effect of Adrenal Medullectomy and Sympathectoma on the circulatory dynamics of normal Dogs. Surgery 34, 510 (1953).

RIVENSTINE, E. A., E. M. PAPPER, and S. E. BRADLEY: Circulatory Adjustments during spinal Anesthesia in normal Man with special Reference to the Autonomy of Arteriolar Tone. Anesthesiology 3, 421 (1942).

ROSENBACH, O.: Zur Pathologie des Ulcus duodeni. Arch. Verdau.-Kr. 18, 48 (1912).

ROSSIER, P. H., A. BÜHLMANN u. K. WIESINGER: Physiologie u. Pathophysiologie der Atmung. Berlin-Göttingen-Heidelberg: Springer 1956.

ROTTHOFF, G., und H. VIETEN: Akute Magen- und Zwölffingerdarmgeschwüre nach endothorakalen Eingriffen. Fortschr. Röntgenstr. 89, 561 (1958).

RUSHMER, R. F., R. L. CITTERS und D. FRANKLIN: Definition und Einteilung der verschiedenen Formen des Schocks. Schock-Symposion EULER u. BOCK. Berlin-Göttingen-Heidelberg: Springer 1962.

SAAR, H.: Zur Entstehung des Magengeschwürs nach Hirnverletzungen. Arch. orthop. Unfall-Chir. 41, 309 (1941).

SACK, H.: Zur Frage der zentralnervösen Regulationsstörungen beim Hirntraumatiker. Hamburg: H. H. Nölke 1947.

— Magenulkusgenese und Hirnschädigung. Med. Klin. 41, 449 (1946).

SARASON, E. L., and B. F. LEVY jr.: Pathogenesis and surgical Management of acute Gastric Erosions. New Engl. J. Med. 251, 769 (1954).

SARNOFF, SH. J., and H. W. FARR: Spinal anesthesia in the therapie of pulmonary edema: A preliminary report. Anesthesiology 5, 69 (1944).

—, and CH. SARNOFF: Neurohemodynamics of Pulmonary Edema. Dis. Chest. 22, 685 (1952).

—, and E. BERGLUND: Neurohemodynamics of Pulmonary Edema. Amer. J. Physiol. 170, 588 (1952).

SAWYER, CH. H., J. W. EVERETT, and J. D. GREEN: The rabbit diencephalon in stereotaxic coordinates. J. comp. Neurol. 101, 801 (1954).

SCARCELLA, G. M. D.: Total gastrectomy as possible treatment of acute gastrointestinal hemorrhages and ulcerations associated with head injury. Zbl. Neurochir. (im Druck).

SERGUIEVSKI, M. D., et B. Y. PESKOV: Les particularités de la réspiration chez les malades qui couffrent des troubles conducteurs de la moelle épineire. Z. Neuropath. **58**, 304 (1958).

— — Ref. Zbl. ges. Neurol. Psychiatr. **152** (1959).

SPANNER, R.: Neue Befunde über die Blutwege der Darmwand und ihre funktionelle Bedeutung. Morph. Jb. **69**, 394 (1932).

SPECKMANN, K., u. H. W. KNAUF: Zentrogener Bluthochdruck u. Trauma. Nervenarzt **16**, 329 (1943).

SPERANSKY, A. D.: Grundlagen der Theorie der Medizin. Berlin: Sänger 1950.

SPIEGELBERG: Zwei Fälle von Magen-Darm-Blutungen bei Neugeborenen infolge von Duodenalgeschwüren. Jb. Kinderheilk. **2**, 333 (1869).

SCHABERG, A., J. A. HILDES, and J. W. ALCOCK: Upper Gastrointestinal Lesions in acute bulbar Poliomyelitis. Gastroenterology **27**, 838 (1954).

SCHIFF, M.: De vi motoria baseos Encephaliinquisitiones experimentes. Bockenheim-Levy **41** (1845).

— Beitrag zur Kenntnis des motorischen Einflusses der im Sehhügel vereinigten Gebilde. Arch. physiol. Heilk. **5**, 677 (1846).

— Über die Gefäßnerven des Magens und die Funktion der mittleren Stränge des Rückenmarkes. Arch. physiol. Heilk. **13**, 30 (1854).

— Lecons sur la physiologie de la digestion. Florence u. Turin: H. Loescher 1867.

SCHLUMBERGER, H. G.: Coexistent Gastroduodenal and Cerebral Lesions in Infancy and Childhood. Arch. Path. **52**, 43 (1951).

SCHNEIDER, M.: Durchblutung und Sauerstoffversorgung des Gehirns. Verh. dtsch. Ges. Kreisl.-Forsch. **19**, 3 (1953).

— Hypoxie und Anoxie. Therapiewoche **6**, 217 (1955/56).

— Über die Wiederbelebung bei Kreislaufunterbrechung. Thoraxchirurgie. **6**, 95 (1958).

— Zur Pathophysiologie des Gehirnkreislaufs. Acta neurochir. (Wien) **7** (1960).

— Das Schocksyndrom. M.-kurse ärztl. Fortbild. **11**, 9, 527 (1961).

— Zur Pathophysiologie der verschiedenen Schockformen (im Druck).

SCHNEIDER, R.: Atemstörungen bei neurochirurgischen Operationen in potenzierter Narkose. Diss. Universität Köln 1957.

SCHUBERTH, O. O.: On the Disturbance of the Circulation in spinal Anesthesia. Acta chir. scand. **78** (1936) u. Suppl. **42—44**, 1 (1936).

SCHWIEGK, H.: Schock u. Kollaps, funktionelle Pathologie u. Therapie. Klin. Wschr. **21**, 741 (1942).

—, u. W. H. A. SCHÖTTLER: Kreislaufveränderungen nach Esmarchscher Blutleere. Klin. Wschr. **22**, 47 (1943).

STAEMMLER, M.: Gehirnerkrankungen u. Magengeschwür. Dtsch. med. Wschr. **1949**, 1485.

STEINER: Die Ursachen der cerebralen Symptome bei der sogenannten Gehirnpneumonie der Kinder. Jb. Kinderheilk. **2**, 357 (1869).

STEINMANN, B.: Sympathektomie und Ulcus pepticum. Schweiz. med. Wschr. **27**, 695 (1950).

STICKER, G.: Lungenblutungen, Anaemie und Hyperämie der Lunge, Lungenödem, Schimmelpilzerkrankungen der Lunge. Specielle Path. u. Therap. **14**, 2, I. Wien: Hölder 1900.

STURM, A.: Die klinische Pathologie der Lunge in Beziehung zum vegetativen Nervensystem. Stuttgart: Wissenschaftl. Verlagsgesellschaft 1948.

— Das zentrogene Lungenödem. Med. Mschr. **1**, 339 (1947).

— Störungen der pulmonalen Vasomotorik unter dem Bilde neurogener Pneumonien und Hämoptysen. Dtsch. Arch. klin. Med. **190**, 252 (1942/43).

— Die biphasische Innervationsstörung der Magenwand beim Ulcus ventr. Eine Analyse der vegetativ-nervösen Situation des Geschwürmagens. Dtsch. med. Wschr. **1948**, 158 u. 211.

— Die klinische Pathologie der Lunge in Beziehung zum vegetativen Nervensystem. Stuttgart: Wissenschaftl. Verlagsgesellschaft 1948.

— Die Lungenblutung als vegetativ-nervöses Problem. Tuberk.-Arzt **2**, 263 (1948).
— Vegetatives Nervensystem und Organpathologien. Dtsch. Arch. klin. Med. **195**, 116 (1949).
SWAN, W. G. A., and G. E. STEPHENSON: Basophil Adenome of the Pituitary Body. Lancet **1**, 228, 372 (1935).
SWANK, R. L.: Alteration of blood on storage: Measurement of adhesiveness of "aging" platelets and leukocytes and their removal by filtration. New Engl. J. Med. **265**, 728 (1961).
—, H. HIRSCH, and W. ISSELHARD: Continuous filtration of blood through glass wool in extracorpororeal circulation. Symp. on Microcircul., Pisa 1962 (im Druck).
TALMA, S.: Untersuchungen über Ulcus ventriculi simplex, Gastromalacie und Ileus. Z. klin. Med. **17**, 10 (1890).
TARTARINI, E.: Gastroduodenale Ulcera als Folge von Verletzungen oder Krankheiten des N.S. Acta med. scand. **134**, 346 (1949).
TÖNNIS, W.: Gefäßerkrankungen als neurochirurgisches Problem. Regensburg. Jb. ärztl. Fortbild. **2**, 1 (1951).
— Akute Kreislaufstörungen. Hdb. der Neurochir. **1**, S. 379. Berlin-Göttingen-Heidelberg: Springer 1959.
— Klinische Beobachtungen bei zentralen Störungen der Kreislaufregulation. Dtsch. Z. Nervenheilk. **162**, 175 (1950).
— Aktuelle Probleme der Durchblutungsstörung in intrakranieller Drucksteigerung. Acta Neurochir. (Wien) **7**, 421 (1961).
— Wie läßt sich die Frühdiagnose der Hirntumoren verbessern. Wien. med. Wschr. **103**, 835 (1953).
— Zur Behandlung der frischen gedeckten traumatischen Hirnschädigungen. Langenbecks Arch. klin. Chir. **270**, 372 (1951).
— Anzeigestellung zur operativen Behandlung der essentiellen Hypertonie. Ärztl. Wschr. **6**, 180 (1951).
— Die neuzeitliche Behandlung frischer Schädel-Hirn-Verletzungen. Arbeitsgemeinsch. Forsch. d. Landes Nordrhein-Westfalen **1956**, 65.
—, u. W. BISCHOF: Störungen innerer Organe bei Erkrankungen des Gehirns und des Rückenmarks. Zbl. Neurochir. **4**, 1 (1961).
—, u. R. A. FROWEIN: Die Versorgung frischer Kopfverletzungen. Wien. med. Wschr. **106**, 933 (1956).
— — Erste Hilfe und Behandlung bei schweren Kopfverletzungen. Klin. Med. **14**, 493 (1959).
— — Die heutigen Möglichkeiten der Diagnostik und Behandlung im akuten Stadium schwerer Schädel-Hirn-Verletzungen. Wehrmed. Mitt. **2** u. **3**, 2 (1961).
TSCHERMAK-SEYSENEGG, A.: Über den Einfluß des Nervensystems auf die Durchlässigkeit der Zellen. Med. Klin. **29**, 213 (1933).
VANZANT, F. R., and A. BROWN: A Case of Peptic Ulcer in a Child Following Brain Injury. Amer. J. dig. Dis. **5**, 113 (1938/39).
VASSMER: Über Melaena neonatorum. Arch. Gynäk. **89**, 275 (1909).
VEIL, W. H., u. A. STURM: Die Pathologie des Stammhirns. Jena: G. Fischer 1946.
— — Die Pathologie des Stammhirns und ihre vegetativen klinischen Bilder. Jena: G. Fischer 1948.
VERBIEST, H.: Erosion, ulcération et hémorrhagies dans le tractus gastro-intestinal chez des malades neuro-chirurgicaux. Extrait de La Semaine des Hôpitaux de Paris, 33e année, no. 30, 20 mai 1957.
— De ontstaanswijze van zogenaamd neurogene acute ulcera en bloedingen in het spijsverteringskanaal bij patienten met letsels van het centrale zenuwstelsel. T. soc. Geneesk. **103**, 36 (1959).
VOGEL, ST.: Cerebral Demyelination and Focal Visceral Lesions in a Case of acute Hemorrhagic Pancreatitis. Arch. path. **52**, 355 (1951).
VONDERAHE, A. R.: Histopathologic Changes in the nervous System in Cases of peptic Ulcer. Arch. Neur. Psych. (Chic.) **41**, 871 (1939).
WANGENSTEEN, O. H.: The ulcer Problem. Canad. med. Ass. J. **53**, 309 (1945).
WANKE, R.: Pathologische Physiologie der frischen, geschlossenen Hirnverletzung, insbesondere der Hirnerschütterung. Klinische u. exp. Befunde. Stuttgart: Thieme 1948.

— Zur Kenntnis der Beeinflussung des peripheren Kreislaufs vom Zentralnerven-
system aus. Allg. path. Schriftenreihe H. 1, 1941.
— Grundlagen der Behandlung frischer gedeckter traumatischer Hirnschädigungen.
Langenbecks Arch. klin. Chir. (68. Tagung) 270, 384 (1951).
WATSON, J., and M. NETSKY: Ulceration and malacia of the upper tract in neuro-
logic disorders. Arch. Neurol. Psychiat. (Chic.) 72, 426 (1954).
WEDLER, W.: Stammhirn und innere Erkrankungen. Berlin-Göttingen-Heidelberg:
Springer 1953.
— Zur Frage der zentralen Entstehung innerer Erkrankungen. Dtsch. Arch. klin.
Med. 195, 136 (1949).
WEIGEL, A. E., C. P. ARTZ, E. REISS, J. H. DAVIS, and W. H. AMSPACHER: Gastro-
intestinal Ulcerations complication Burns. Surgery 34, 826 (1953).
WEISER, J.: Zur Vaguspneumonie. Med. Klin. 29, 214 (1933).
WEISMAN, S. J.: Edema and Congestion of the lungs resulting from intracranial
hemorrhage. Surgery 6, 722 (1939).
WIGGERS, C. J.: Physiology of shock. N.Y. Commonwealth Found 1950.
WILSON, H. T., J. D. OLSON, and H. B. RIVERS: Pituitary Tumors and peptic
Ulcers. Review Gastroent. 13, 371 (1946).
WINKLER: Perforation eines Speiseröhrengeschwürs. Verh. dtsch. path. Ges. 12,
277 (1908).
WYATT, J. P., and P. N. KHOO: Ulcers of the upper Part of the Gastrointestinal
Tract associated with acute Damage of the Brain. Arch. Path. 47, 110 (1949).
YARD, A. C., and M. NICKERSON: Shock produced in dogs by infusions of norepin-
ephrine. Fed. Proc. 15, 502 (1956).
ZADEK, J.: Über hämorrhagische Erosionen u. Magengeschwüre und ihre Beziehun-
gen zur Melaena neonatorum im Anschluß an vier Fälle bei Säuglingen. Arch.
Verdau.-Kr. 18, 785 (1912).
ZSCHOCH, H.: Beziehungen zwischen Hirnschädigungen und Veränderungen der
Magen-Duodenal-Schleimhaut. Zbl. Neurochir. (1959).